新装版

はじめの一歩!

ナースができる

ベッドサイドの
リンパ浮腫ケア

編集 近藤敬子・山本香奈恵・松尾里香
　　　佐藤佳代子

日本看護協会出版会

この本を手にとってくださったあなたに

今、この本を手にとってくださったあなたは、リンパ浮腫に苦悩する患者さんが、少しでも穏やかに毎日を過ごしてほしいと思っていることでしょう。でも、日々の業務に追われ、目の前にいる患者さんから「このつらさをなんとかしてほしい」と差し伸べられる"手"に気づきながら、その苦悩を和らげることができないと自責することもあったのではないでしょうか。

　私も同じでした。「どこに行っても、誰に聞いても、何をしてもよくならない。私はどうなってしまうのでしょう。このままでは生きていけない」と泣く目の前の患者さんにどうすることもできず、ただただ、その硬く膨らんだ両脚をさすり、抱き合って涙していました。

　これが、リンパ浮腫との出逢いでした。

　急増するリンパ浮腫患者さんからの相談に、なすすべもなかった私は「医療現場の誰かが、患者さんの"声"に振り向き、立ち止まってあげてほしい」「私に何かできることはないのだろうか」と考え、リンパ浮腫の専門的な治療・ケアを学ぶようになりました。

　リンパ浮腫治療・ケアは、身体や心のつらさに触れ、癒しあうという、人にあたたかいところが"看護"と通じており、知れば知るほど、その奥深さを感じます。

　大切なのは医療者がリンパ浮腫の正しい知識をもち、つらい状況にならないように予防すること、そして、たとえ発症してもあきらめず、リンパ浮腫と向き合い、苦悩する患者さんの気持ちに寄り添いながら、一人ひとりにあったケアを見つける工夫をし続けることだと思います。

　最初は戸惑うかもしれません。でもちょっとだけ、今よりできることを増やすために勉強してみよう……そんな感じではじめてみませんか？　あなたのはじめの一歩を、心から待っている大切な人のために……。

　本書がそんなあなたの勇気の支えとなれましたら、心から嬉しく思います。

●近藤敬子・松尾里香・山本香奈恵

以前、子宮がんの38歳の末期患者さんを担当しました。彼女は念願のファッション関係の仕事で独立したばかり。少しでも長く仕事を続けたいと、繰り返される化学療法や放射線療法の苦痛にも耐え、いつも笑顔を絶やさない美しい人でした。しかし両下肢の著しいむくみと運動制限は、彼女から生き甲斐だった仕事を奪ってしまったのです。ボディイメージの変化も仕方がないと受け止め、動けなくてもできることからやってみると決めたので協力してほしいと頼まれました。必死にスキンケアやマッサージを行いましたが、当時は知識も技術も未熟で、納得のいくケアを提供することは困難でした。「楽にしてあげられなくてごめん」と伝えた時、彼女は「私のつらさを初めてわかってくれてありがとう。いつも寄り添ってくれるスタッフがいてくれるだけで十分よ」と、答えました。

　本書が身体も心も傷ついている1人でも多くのリンパ浮腫の患者さんの救いとなりますように。皆さまの活躍を心よりお祈りします。

●奥野滋子

がんの術後に起こる浮腫がすべてリンパ浮腫かというと、決してそうではありません。手術侵襲に伴う一過性の浮腫や深部静脈血栓症など、他の原因による浮腫の可能性も多々あります。いかなるときでも、患者さんの「むくみ」の訴えをすぐにリンパ浮腫であると決めつけず、「なぜ」「どのように」今目の前にある「浮腫という症状」が生じているのか……常にその理由を考えることが大切です。そのためには、リンパ管・血管という脈管系の解剖生理と、浮腫の発症機序・発症原因を正しく理解する必要があります。少し複雑な話になりますが、基礎をしっかりと理解しておくことで、多様な浮腫の状態に対して知識の応用が効くようになるので、頑張って理解を深めてください。

　以前と比べて「リンパ浮腫」という疾患の知名度が飛躍的に向上し、手術療法など新しい治療法もどんどん広まっている今だからこそ、基礎をしっかりと固め、リンパ浮腫治療の根幹を理解して、患者さんをサポートしてゆくことが必要なのだと思います。

　この本が、リンパ浮腫診療・治療に携わる皆様の一助となれることを願っています。

●濱本貴子

　リンパ浮腫は、「誰か」が気づいて、早期より適切に対応することで重症化を防ぐことができる疾患の1つです。その「誰か」というのは、医療者であり、そして患者さんご本人、ご家族です。

　本書には、日ごろ医療機関の中でリンパ浮腫のケアにあたってこられた看護師さんの工夫や配慮が細部に満ちています。しかし、実際、目の前の患者さんの皮膚に触れる時には、もうひと工夫もふた工夫も必要になります。それは、リンパ浮腫の発症のしかたやその状態において、1人ひとりに違いがあるからです。その上で、リンパ浮腫のみならず、身体状態や物理的刺激に対する反応などに応じた個人別の対応、そしてその方の生活環境を考慮したセルフケアの確立が必要となります。

　自分たちが与えた刺激が患者さんの身体に直接影響を及ぼすため、謙虚な姿勢で臨むことを忘れてはいけません。医師と綿密に連携しながら、「複合的理学療法」による安全で効果的な治療やケアが医療現場で実施されるため、本書がその一助となりましたら嬉しく思います。この治療やケアを通じて、あなたが触れた温かい手が、今日も患者さんの心を温める手となることを祈っております。

●佐藤佳代子

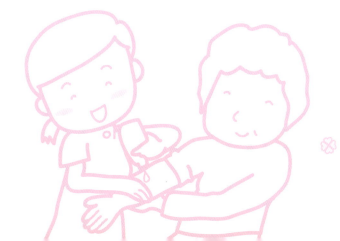

執筆者一覧 (執筆順)

- **近藤敬子** 　　緩和ケア認定看護師・鍼、灸、あん摩マッサージ指圧師・
　　　　　　　　東京衛生学園専門学校　臨床教育専攻科（在学）

- **濱本貴子** 　　品川シーズンテラス港南口クリニック院長

- **松尾里香** 　　緩和ケア認定看護師・神奈川県立循環器呼吸器病センター看護局

- **山本香奈恵** 　緩和ケア認定看護師・神奈川県立がんセンター看護局

- **佐藤佳代子** 　学校法人後藤学園附属リンパ浮腫研究所所長

- **奥野滋子** 　　医療法人社団若林会　湘南中央病院在宅診療部長
　　　　　　　　順天堂大学医学部緩和医療学研究室　客員准教授

まえがき

　リンパ浮腫の治療・ケアは患者さんを中心に、ご家族・医師・専門のセラピスト・看護師がチームとなり、協働して行う「医療」です。

　本書は、「医療現場ではじめて患者さんにリンパ浮腫ケアを提供する＝"看護師"が行うリンパ浮腫ケアをサポートする」をコンセプトに、2008年に刊行された『ベッドサイドのリンパ浮腫ケア』をカラー版に変更し、細部を見直した新装版です。今回も医師が担当する部分である「治療・診断」「薬物療法」をシーズンテラス港南口クリニック院長の濱本貴子先生に、「心理的援助」を医療法人社団若葉会　湘南中央病院在宅診療部長の奥野滋子先生に執筆していただき、複合的治療（複合的理学療法に生活指導やセルフケアを含めた総称）全体に関しては、後藤学園附属リンパ浮腫研究所所長の佐藤佳代子先生にご協力いただきました。

　内容は看護手順を意識し、看護師が日々のベッドサイドのケアや患者さんへの指導にそのまま活用できるように、①リンパ浮腫の診断と治療・ケアに関する知識（概論）、②1つひとつの判断の根拠や目安、具体的な対応方法、③疾患別のケアの3つを柱に、フローチャートや図・動画（DVD付録：看護師が行うリンパドレナージと弾性包帯法）などで、提供するケアをイメージできるように心がけました。皆さまからよく質問される内容についてはQ＆Aとしてご紹介しています。

　本書ではたくさんの具体的な内容や方法をご紹介していますが、これをすべて看護師が判断し、誰にでも・どのような場合でも同じように"やっていい""しなければならない"と受け止められてしまうのは、私たちの意図するところではありません。それは、それぞれの患者さんの状況により「この方法ならこの状況の人でも、絶対に悪い影響はない」と確証しきれない部分があるためです。看護師がリンパ浮腫ケアを行う場合、どんなケアでも事前に主治医に相談しましょう。そして、浮腫を発症する可能性があったり、リンパ浮腫と診断された方には今後、起こり得る状況を推察し、早めに「この人にはこのページのここをお伝えしておこうかな」「このページのここなら、私たちにもできそうね」と、自分たち（看護師）ができることを見つけ、少しずつ日々の看護の中に取り入れていただけたら、嬉しく思います。

　最後になりましたが、ご執筆、ご協力をいただきました諸先生方、また医療現場のリンパ浮腫治療・ケアの充実を願い、身をもってたくさんのことを教えてくださり、時に私たちを励まし、支えてくださった患者さんたちに、心から感謝を申し上げます。そして、どんな時も温かく支えてくれた仲間と、この本を手にとってくださった"あなた"に……心より感謝を申し上げます。

2016年春　編者を代表して　　近藤　敬子

新装版
はじめの一歩！
ナースができる
ベッドサイドの
リンパ浮腫ケア

CONTENTS <もくじ>

第1章 リンパ浮腫の基礎知識
濱本貴子

リンパ管系のしくみ　3
[1] リンパ管系の働き　3
[2] リンパ管系の構造　3

浮腫の診断　7
[1] 浮腫の原因・分類　7
[2] リンパ浮腫の定義と発症機序　8
[3] 診断の流れ　12
[4] 検査　14

リンパ浮腫の症状　17
[1] 自覚症状　17
[2] 他覚所見　18
[3] 合併症　19

エコー画像を用いた
リンパ浮腫の客観的な評価方法　22
[1] 超音波画像による評価　22
[2] 病期分類　22

コラム❶ リンパ浮腫ケアと保険制度／佐藤佳代子　24

第2章 リンパ浮腫のアセスメント
近藤敬子・松尾里香・山本香奈恵

リンパ浮腫のアセスメントとは　27
[1] 看護師が行うリンパ浮腫のケアとは　27
[2] 浮腫を知る　29
[3] 浮腫を見分ける　30
[4] ケアの立案と看護介入　31
[5] ケアを評価する　33

コラム❷ リンパ浮腫に携わる専門セラピスト／佐藤佳代子　34

第3章 リンパ浮腫の治療（複合的理学療法）

近藤敬子・松尾里香・山本香奈恵
佐藤佳代子

複合的理学療法 …… 39
- ［1］適応 …… 39
- ［2］効果 …… 39
- ［3］禁忌 …… 40
- ［4］リンパ浮腫の判断基準 …… 40
- ［5］段階的な複合的理学療法の治療期 …… 44
- ［6］治療構成と内容 …… 45

第4章 リンパ浮腫のケア

近藤敬子・松尾里香・山本香奈恵
佐藤佳代子

スキンケア …… 49
- なぜそんなにスキンケアが大切なの？ …… 49
- まずは"スキンチェック"！ …… 49
- どのようにケアすればいいの？ …… 50
- 炎症時のケア …… 52
- 自壊創がある場合のケア …… 56

医療徒手リンパドレナージ …… 59
- なぜMLDは必要なの？ …… 59
- どのようにケアすればいいの？ …… 59
- MLDの禁忌 …… 59
- オイルマッサージとMLD …… 60
- "ほぐし手技"をしよう！ …… 62

圧迫療法 …… 68
- なぜ圧迫療法が必要なの？ …… 68
- どのようにケアすればいいの？ …… 68
- 圧迫療法の禁忌 …… 68
- どんな種類や方法があるの？ …… 68
- 弾性着衣の品質保証期間 …… 79
- お手入れと保管方法 …… 80
- 弾性包帯や弾性着衣は、どこで購入できるの？ …… 80

運動療法 …… 81
- なぜ運動療法が必要なの？ …… 81
- どう進めればいい？ …… 81

CONTENTS

新装版
はじめの一歩！
ナースができる
ベッドサイドの
リンパ浮腫ケア

第5章 症例で学ぶリンパ浮腫のケア
近藤敬子・松尾里香・山本香奈恵
佐藤佳代子

症状・部位別のリンパ浮腫ケア　85
- Ⅰ．乳がんによるリンパ浮腫 …………………… 86
- Ⅱ．婦人科がんによるリンパ浮腫 ……………… 88
- Ⅲ．女性の陰部のリンパ浮腫 …………………… 90
- Ⅳ．男性の陰部のリンパ浮腫 …………………… 92
- Ⅴ．頭頸部がんのリンパ浮腫 …………………… 94
- Ⅵ．慢性静脈不全によるリンパ浮腫 …………… 96

第6章 退院前に伝えておきたいこと

セルフケアへの支援（近藤敬子・松尾里香・山本香奈恵）　101
- ［1］重症化を防ぐために、患者さんに伝えたいこと …… 101
- ［2］患者さんの1日のケアスケジュール …………… 102
- ［3］日常生活上の注意点 ………………………… 102

心理的支援（奥野滋子）　110
- ［1］覚えておきたいリンパ浮腫の身体的問題 …… 110
- ［2］患者さんへのアプローチ …………………… 111
- ［3］患者さんの家族・友人へのアプローチ …… 112
- ［4］医療スタッフへのアドバイス ……………… 113

第7章 リンパ浮腫ケアQ&A

そこが聞きたい、リンパ浮腫ケア Q&A　117
- ■ アセスメント編 ………………………………… 117
- ■ スキンケア編 …………………………………… 117
- ■ 医療徒手リンパドレナージ（MLD）編 ……… 118
- ■ 圧迫療法編 ……………………………………… 119
- ■ 薬物療法編 ……………………………………… 121
- ■ アロマ編 ………………………………………… 122
- ■ その他 …………………………………………… 123

資料　厚生労働省関連文書（抜粋） …………………………………… 130

● **索引** ……………………………………………………………………… 134

第1章 リンパ浮腫の基礎知識

濱本貴子

- リンパ管系のしくみ
- 浮腫の診断
- リンパ浮腫の症状
- エコー画像を用いた
  リンパ浮腫の客観的な評価方法

リンパ管系のしくみ

1 リンパ管系の働き

血漿容積の維持調節

　全身の毛細血管では酸素と二酸化炭素を交換するとともに、栄養分を含んだ血漿成分が漏出して細胞に栄養を送り、不要となった老廃物などと交換しています。その交換の場となるのが、組織間隙腔に充満している**間質液**です。

　動脈系から末梢組織に送られた血液総量のうち、通常は約90％が静脈側の毛細血管から再吸収され、静脈系を介して右心房へと循環し、残りの約10％は間質液から**リンパ管**に流入して「**リンパ液**」として運搬されるといわれています。

　リンパ管とは、血管外に漏出した細胞外液成分を回収し再循環させるための、静脈系とならぶ第二の回収機構なのです。

免疫機構としての働き

　リンパ管系の各所に存在する**リンパ節**は、生体内に侵入してきた微生物や毒素などの有害物質に対するバリア作用を有しています。リンパ節の網内系細胞は侵入物質を貪食し、それらに対する免疫反応を呈します。

その他の働き

　アルブミンを中心とした血漿蛋白の平衡調節、長鎖脂肪酸や脂溶性ビタミンなど分子の大きな物質の吸収・輸送、炎症反応時の各種活性物質やがん細胞の転移経路など、血管系と並列した輸送経路としての役割を担っています。

2 リンパ管系の構造

　リンパ管系は皮下や細胞間隙においては盲端状の**毛細リンパ管**からはじまり、**胸管**その他を通って最終的には左右の**静脈角**より**鎖骨下静脈**に流入することで静脈系と連絡しています。

　毛細リンパ管の壁は薄い膜状の内皮細胞が重なり合って構成されます。組織間隙腔から毛細リンパ管への液体の移動は、毛細リンパ管内皮細胞外表面に付着する繋留フィラメントという細い結合線維がこの内皮細胞を外側に引っ張る方向に作用することで内皮細胞間のopen junctionが広がり、液体の貯留により静水圧の上昇した周囲の間質腔から組織液が流入して起こります。内皮細胞同士の隙間が開くことで、分子の大きな物質も通過可能となるのです。毛細リンパ管内に流入した組織液は、呼吸運動・筋ポンプ作用などの微細な外力や集合リンパ管の自動運動によって中枢に向かって進んでいきます。

　毛細リンパ管およびその毛細リンパ管が集まった**前集合リンパ管**には弁構造はありませんが、皮下組織の中を走行し中枢に進むに従

い、逆流防止弁構造を備えた**集合リンパ管**となり、主要リンパ節でそれらの集合リンパ管が合流して**リンパ本管**と呼ばれるさらに太いリンパ管を形成します。集合リンパ管より中枢のリンパ管に存在する逆流防止弁は、リンパ管系の最終到達地点である静脈角に向かって一方向性の流れをつくる役割をしています（図1-1）。

リンパ本管には頸リンパ本管・鎖骨下リンパ本管・気管支縦郭リンパ本管・腸リンパ本管・腰リンパ本管等があります。両側下肢・骨盤内臓・腹壁・肝臓の一部を除く腹腔内臓からのリンパ流は**胸管**へ、右上肢・頭頸および胸壁の右半分・肺と心臓の大部分と肝臓の一部からのリンパ流は**右リンパ本管**へと集まり、それぞれ左右の静脈角より静脈系に流入して血液循環に戻ります。左頭頸部と左上肢のリンパ流は、胸管が左静脈角に流入する直前で胸管に合流します。

血液循環に戻ったリンパ液は体内各所で代謝処理を受け、不要な水分は尿として排出されます。

リンパ管には静脈と同じように浅リンパ管・深リンパ管*の二種類があり、浅筋膜上を走行し体表面近くに多数存在するリンパ管を**浅リンパ管（表在リンパ管）**と呼びます。

POINT

*浅・深リンパ管の呼称には、「表在リンパ管」「深在リンパ管」「深部リンパ管」などさまざまな呼び習わし方があり、それらが混在しているのが現状です。一般的には、浅リンパ管は「表在リンパ管」、深リンパ管は「深部リンパ管」と呼ばれていることが多いようですが、解剖学的な用語としては「表在」に対する言葉は「深在」であるとされています。私たちが解剖学的な知識を正確に得るための場合はともかく、患者さんに説明する際には、通例よく使われている通り「表在リンパ管（体の浅い部分のリンパ管）」「深部リンパ管（深い部分を通るリンパ管）」といった使い方でもよいのではないかと思います。

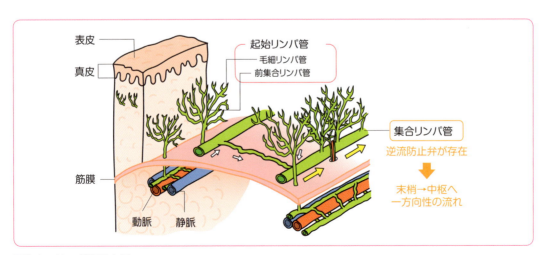

図1-1● リンパ管の走行

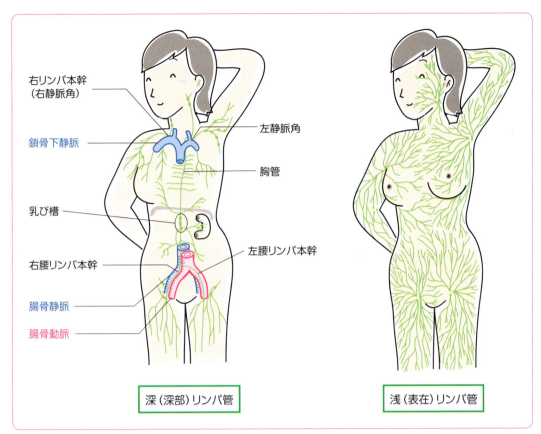

図1-2● リンパ管の経路

深リンパ管（深在リンパ管/深部リンパ管）のほとんどは、血管を取り巻くように分枝・結合を繰り返して、網状となって走行します（図1-2）。また、浅リンパ管・深リンパ管の相互間にも交通があります。四肢および頭頸部のリンパ管が体幹部のリンパ管やリンパ本管に流入する経路は限られており、主要な部分は**頸部・腋窩部・鼠径部のリンパ節**を介した経路です。

浅リンパ管にはリンパ管同士の連絡が発達していない境界線があり、これを「**体液区分線**」（分水嶺）と呼びます。この体液区分線を境にリンパ液は上下左右に分かれ、それぞれの領域に専属の頸部・腋窩・鼠径リンパ節に流入します（図1-3）。右腋窩リンパ節が障害を受けた場合（たとえば右乳がん根治術時の右腋窩リンパ節郭清など）に、右上肢のみならず右胸部・右背部にも浮腫が発症する可能性があるのはこのためです。

弁構造のない毛細リンパ管は、先述の集合管・リンパ本管のように一定方向のみではなく、あらゆる方向にリンパ流を形づくる可能性があります。また、全身の皮下に網目状に張り巡らされているため、何らかの原因でリンパ管の流れに障害が発生した場合には**側副リンパ路**として働き、組織にリンパ液が過剰に貯留するのを防ぐ働きも備えています。

＊

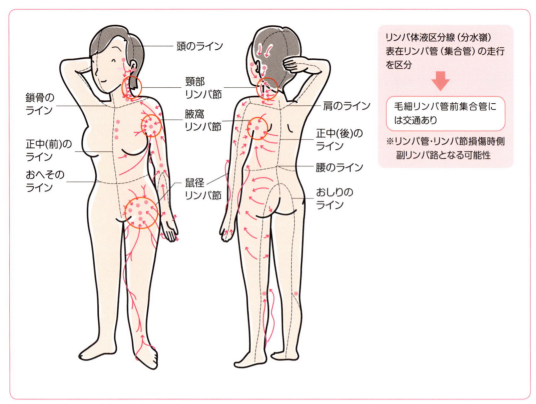

図1-3● 毛細リンパ管の体液区分線

　以上のように、リンパ管は複雑な経路を形成しています。この解剖学的特徴がリンパ浮腫の発症原因・病状の進行に大きく関係するのはもちろんのこと、リンパ浮腫の診断・治療を行う上でも非常に重要なポイントとなってきます。

浮腫の診断

1 浮腫の原因・分類

　一般的に浮腫（むくみ）とは、「**組織間隙に過剰な水分（間質液）が貯留した状態**」と定義され、**肉眼的に腫脹しているという臨床徴候**のことを指します。組織間質液容積は組織間隙内の静水圧の上昇に伴って増えてきますが、ある限界圧を超えると急激に増加し、浮腫を発症するといわれています。

　この静水圧は、①毛細管壁を介する組織液の供給系、②静脈およびリンパ管を介する組織液の回収系、③組織のコンプライアンスの三者の釣り合いによって規定されており、これらのバランスが崩れることにより浮腫が発生します（表1-1）。したがって、組織液の供給系が過剰となったとしても回収系が代償できている場合には、生体に浮腫は発症しません。静脈系およびリンパ管系の代償機能を超えた組織液の過剰供給もしくは回収系である静脈・リンパ管の機能不全あるいは構造異常などによる回収能低下により、浮腫が発症することとなります。

　浮腫はその原因疾患によって、大きく「**全身性浮腫**」と「**局所性浮腫**」に分類されます（表1-2）。ひとことで「浮腫」といっても、その原因はさまざまであり、「リンパ浮腫」は多種多様な浮腫の中でも、「リンパ管系の異常」により生ずる「組織液の回収異常」がもたらす「局所性浮腫」にあたるものです。

　浮腫の原因疾患によっては「むくみをとる」ことのみに固執することで、かえって全身状態を悪化させる恐れもあります。また、浮腫は単一の原因のみで起こるだけではなく、複数の要因が絡み合って混合性の浮腫を呈する場合があることにも留意しておく必要があります。

表1-1 ● 浮腫の原因

① 組織液の供給異常
毛細血管圧上昇……例）心不全、腎不全、炎症性充血 血漿膠質浸透圧低下（アルブミン濃度の低下）……例）肝硬変、ネフローゼ症候群 血管浸透圧亢進（アルブミン漏出の亢進）……例）アレルギー、やけど、虫さされ
② 組織液の回収異常
静脈系の機能・形態異常……例）深部静脈血栓症、静脈瘤、先天性静脈奇形 リンパ管系の機能異常……例）フィラリア症、リンパ行性がん転移 リンパ管系の形態異常……例）原発性リンパ浮腫、続発性リンパ浮腫
③ 組織コンプライアンスの異常

表1-2● 浮腫の分類

全身性浮腫	心性浮腫：心不全（右心不全・左心不全・両心不全） 肝性浮腫：肝硬変（低アルブミン血症・門脈圧亢進） 腎性浮腫：急性/慢性腎炎・ネフローゼ症候群・腎不全 内分泌性浮腫：甲状腺機能低下症・クッシング症候群 その他：薬剤性浮腫・妊娠・特発性浮腫　など
局所性浮腫	静脈性浮腫：慢性静脈不全症候群（CVI） 　例）深部静脈血栓症・静脈瘤・弁機能不全・血管形成異常 リンパ浮腫 廃用症候群に伴う浮腫 脂肪浮腫 その他：炎症性浮腫・神経血管性（Quinke）浮腫　など

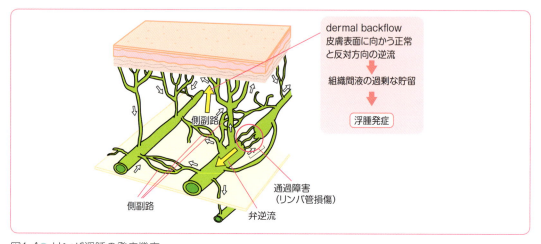

図1-4● リンパ浮腫の発症機序

2 リンパ浮腫の定義と発症機序

さまざまな要因により発生する浮腫のうち、リンパ浮腫の定義については、国際リンパ学会での要旨を参照すると「**先天的なリンパ管系の発育異常や後天的なリンパ管系の損傷によりリンパの輸送障害が生じ、組織間隙に過剰な水分（間質内の血漿由来の蛋白や細胞を含む浮腫液）が貯留した状態**」であるとされています。

たとえば、がん手術に伴うリンパ節郭清などによりリンパ管の通過障害が生じると、集合リンパ管・リンパ本幹でのリンパ液うっ滞によるリンパ管内圧の亢進と、それに伴う弁逆流が起こります。逆流を生じたリンパ液は、より圧の低い起始リンパ管へ向けて正常と反対方向に流れ込み、これを「**dermal backflow**」と呼びます。これが組織間液の過剰な貯留となり、浮腫を発症するのです（**図1-4**）。

リンパ液の過剰な貯留状態が続くと、リンパ液に含まれる豊富な蛋白が誘因となり、二次的に線維組織の増生による皮膚の硬化や脂肪組織の増加がみられるようになってきます。こうした表皮や皮下組織の状態の変化が、リ

ンパ浮腫に特徴的な所見を呈する原因となります。

リンパ浮腫はその発症原因によって**原発性**と**続発性**に大別されますが、日本では婦人科がんや乳がん、その他悪性腫瘍手術の際にリンパ節を切除したことなどが原因で発症する「続発性リンパ浮腫」が約8割を占めています。

続発性リンパ浮腫の多くは、乳がん・子宮がん・卵巣がん・前立腺がん・陰嚢陰茎がん・悪性黒色腫などの悪性腫瘍治療に伴うリンパ節郭清や、放射線療法後の皮膚線維症などが発症の原因となっています。時に、外科的切除を伴わないホジキン病や悪性リンパ腫その他、悪性腫瘍に対する放射線療法のみが原因と思われるリンパ浮腫がみられることもあります。悪性腫瘍に関するもの以外では、稀にリンパ管損傷を伴うような外傷（交通事故による骨盤骨折など）や熱傷、リンパ管炎や寄生虫感染に続発して発症するものなどがあります。

多くは片側性に発症し、両側性の場合でも多少なりとも左右差がみられることが多いといわれています。浮腫の特徴としては、原因となるリンパ節の周囲（多くは鼠径部や腋窩など四肢中枢側のリンパ節）からはじまり、末梢側に向けて進行していくケースが多い傾向にありますが、末梢から発症する続発性リンパ浮腫も少なくはなく、決して一概にはいえません。

続発性上肢リンパ浮腫（乳がん術後・腋窩リンパ節郭清に伴うもの）

❶腋窩リンパ節郭清と上肢のリンパ還流

乳がんの手術の際に行われる「**腋窩リンパ節郭清**」とは、乳房の上縁から腋窩動静脈に

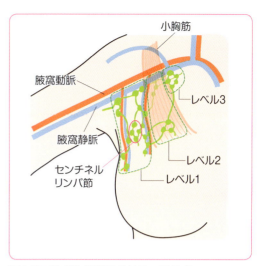

図1-5● 乳がん手術における一般的な
　　　　リンパ節郭清の範囲

かけてのリンパ節群を切除することをいいます。腋窩リンパ節は小胸筋を目安に小胸筋外側縁の腋窩側をレベル1、小胸筋の表裏をレベル2、小胸筋内側縁より中枢側をレベル3と区別します（図1-5）が、通常はレベル1およびレベル2の郭清を行います。ただし、リンパ節転移の明らかなものや、レベル2にも転移が疑われるような症例では、レベル3まで郭清を行うこともあります。

上肢の浅リンパ管は浅筋膜の表面を走り、多くは腋窩リンパ節に集まります。深リンパ管は血管に沿って中枢へと向かい、同じく腋窩リンパ節に集まります。乳房および胸壁皮下のリンパ管も腋窩リンパ節に集まり、さらに中枢のリンパ管へと流入していきます。「**腋窩リンパ節**」を切除することで切除側の腕や乳房・胸壁のリンパ還流障害が発生しやすくなり、上肢リンパ浮腫が発症する最大の原因の1つとなります。

ただし、上肢のリンパ還流ルートには上腕外側から肩（三角筋）を通るものもあり、残っ

たリンパ管やリンパ節の間にうまく**側副路**が形成されて還流が得られている場合には、浮腫は発症しません。また、リンパ浮腫を発症した場合にも、還流可能な側副路の量やその働きの良し悪し、実際にリンパ管が受けている障害の範囲・程度などにより、浮腫の重症度は大きく異なります。

❷センチネルリンパ節生検について

最近、標準化されてきた「センチネルリンパ節生検」では、乳がんが最初に転移すると定義されている「センチネルリンパ節」を見つけて摘出し、転移の有無を病理検査で判定します。センチネルリンパ節に転移がなければ、その先のリンパ節にも転移はないと考えられるために郭清は行いませんが、センチネルリンパ節に転移がある場合には、その先にも転移している可能性があるために郭清を行います。

センチネルリンパ節生検では、先に述べた腋窩リンパ節のごく一部を摘出するのみであるため、郭清群に較べてリンパ浮腫の発症頻度はずっと低くなります。しかしながら、センチネルリンパ節生検でも稀に浮腫が発症することがあります。理由としては、上肢のリンパ還流がセンチネルリンパ節を通るルートで優位に発達している解剖学的特性をもっている人がいることや、センチネルリンパ節を探す際の周囲組織の損傷、また、放射線照射によるリンパ管のダメージが顕著であった場合など、さまざまに考えられていますが、明確な理由はわかっていません。

センチネルリンパ節生検例でのリンパ浮腫発症のリスクは比較的低いものの、決してゼロではないことを記憶しておいたほうがよいでしょう。

*

最近では、リンパ浮腫の発症を恐れるあまり、腋窩リンパ節郭清を拒否する患者さんもいると耳にします。しかしながら、腋窩リンパ節郭清を行わないことで、がんのリンパ節転移が進行し、腫瘍そのものによるリンパ管閉塞が生じれば、郭清の合併症によるリンパ浮腫以上にコントロールの困難な浮腫（**悪性腫瘍のリンパ管・リンパ節内進展に伴うリンパ浮腫；malignant lymphedema**）が発生することになります。治療による合併症のリスクと、必要と考えられる治療を行わないことによるがんの進展およびそれに伴う症状のリスクを、どちらも患者さんに対してしっかりと説明し、認識してもらうことも重要です。

続発性下肢リンパ浮腫（婦人科がん術後・骨盤リンパ節郭清に伴うもの）

婦人科がんには子宮頸がん・子宮体がん・卵巣がん・卵管がん・外陰がん・腟がんがありますが、ここではこの中でも頻度の高い子宮頸がん・子宮体がん・卵巣がん（卵管がんの治療法は原則的に卵巣がんと同じです）を主体に説明します。

❶骨盤リンパ節郭清と下肢のリンパ還流

子宮頸がん・子宮体がん・卵巣がんそれぞれ、各施設間に多少の差はあるものの、がんの進行期に応じて手術の際に「**骨盤リンパ節郭清**」を行います。子宮体がんの一部や卵巣がんでは「**傍大動脈リンパ節郭清**」を併せて行うこともあります（図 1-6）。「骨盤リンパ節郭清」では、総腸骨〜外腸骨動静脈に沿って総腸骨リンパ節、外腸骨リンパ節、鼠径上リンパ節と閉鎖リンパ節を、内腸骨動静脈に沿って内腸骨リンパ節を、仙骨部で仙骨リンパ節をそ

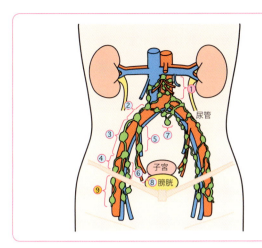

図1-6● 婦人科がんにおける一般的なリンパ節郭清の範囲

して基靭帯周囲の基靭帯リンパ節を郭清します。リンパ節郭清の際には通常、郭清範囲内にあるリンパ節とリンパ管を血管周囲の脂肪組織ごとすべて切除するため、郭清後の後腹膜腔は血管や神経・尿管・筋肉などだけが残ることになります。

婦人科領域の「傍大動脈リンパ節郭清」では、腎動脈下〜大動脈分岐部の腹部大動脈および並走する下大静脈周囲のリンパ節を郭清することになります。

鼠径リンパ節は鼠径靭帯より末梢の腹腔外に存在するため、通常子宮がん・卵巣がんの開腹手術での郭清は行わず、外陰がんの手術の際などに「**鼠径リンパ節郭清**」が行われます（図1-6）。

下肢のリンパ管も上肢と同様、浅リンパ管は浅筋膜の表面を走り鼠径リンパ節に、深リンパ管も血管に沿って中枢へと向かい、同じく鼠径リンパ節に集まります。骨盤部皮下のリンパ管も殿部・会陰・外陰部などから出て鼠径リンパ節に集まります。**鼠径リンパ節から出たリンパ管は鼠径靭帯を越え、骨盤腔内の鼠径上リンパ節・閉鎖リンパ節 ⇒ 外腸骨リンパ節 ⇒ 総腸骨リンパ節 ⇒ 傍大動脈リンパ節へと流れていきます**。「骨盤リンパ節郭清」において、特に下肢からのリンパ流のメインルートである鼠径上リンパ節・閉鎖リンパ節・外腸骨リンパ節・総腸骨リンパ節を切除することでリンパ還流障害が発生しやすくなり、下肢リンパ浮腫が発症する最大の原因の1つとなります。

ただしこちらも上肢の場合と同様に、鼠径リンパ節から体表面の浅リンパ管を通じて中枢へと向かう流れが形成された場合など、残ったリンパ管やリンパ節の間にうまく側副路が形成されて還流が得られている場合には、浮腫は発症しません。

❷リンパ節郭清の範囲とリンパ浮腫発症の頻度

リンパ節郭清の範囲や切除リンパ節の数とリンパ浮腫発症の頻度に関しては、さまざまな報告がありますが、絶対的なものはないのが現状です。傾向として、骨盤周囲の尾側のリンパ節（鼠径リンパ節・鼠径上リンパ節・閉鎖リンパ節・外腸骨リンパ節など）を切除

するほうが、頭側のリンパ節（傍大動脈リンパ節など）を切除するよりもリンパ浮腫の発症リスクが高くなるといわれています。そのため、たとえば原疾患によって郭清範囲に大きな差のある泌尿器科領域では、腎動脈周囲の腎門部リンパ節や傍大動脈リンパ節郭清を行う腎がんの続発性リンパ浮腫発症の頻度は比較的低く、骨盤リンパ節を郭清する膀胱がんや鼠径・骨盤リンパ節を郭清する陰茎がんなどでのリンパ浮腫の発症頻度は高い傾向にあるようです。

*

婦人科領域のがんとは少し離れますが、消化器がんの中でも直腸がんは病変の部位や深達度によっては「**側方郭清**」として骨盤リンパ節領域の郭清も行うことがあります。そういった例では、婦人科・泌尿器科がんと同様にリンパ浮腫発症のリスクは高まります。逆に、上行〜S状結腸の結腸がんや一部の直腸がんの標準的な手術術式では、リンパ節郭清の範囲は結腸の周囲（D1）と大動脈の分枝である腸間膜動静脈に沿った腸間膜リンパ節（D2）の郭清が主体であり、進行度によっては腸間膜動静脈根部のリンパ節（D3）を郭清しますが、下肢からのリンパ還流の本幹を広く切除するわけではないため、下肢リンパ浮腫が発症することはほとんどありません。むしろこのような下肢リンパ浮腫発症リスクの低い症例で下肢のむくみを生じた場合には、安易に「術後のリンパ浮腫」と思わず、浮腫が生じる原因をしっかりと検索することが必要です。

リンパ管の解剖と併せて、手術の際にどの部位のリンパ節を郭清しているかなどの術式を理解することは、浮腫の鑑別診断において非常に有意義であるとともに、その患者さんがリンパ浮腫を発症するリスクが高いのか低いのかを考える上でも重要となります。

3 診断の流れ

リンパ浮腫の診断においては、まず**その他浮腫の原因となる疾患がないかを把握**する必要があります（**表1-3、表1-4**）。先に述べたさまざまな全身性浮腫や、静脈性などのリンパ輸送障害以外の局所性浮腫、その他高度肥満に伴う浮腫などをすべて除外した上で、はじめてリンパ浮腫との診断（**除外診断**）が下されます。本当の意味での確定診断はリンパシンチグラフィやリンパ管蛍光造影法といったリンパ輸送経路を直接描出できる検査が必要となりますが、特殊な薬剤や機器を使用するため、日常的な外来診察においては使用しづらいという欠点があります。

問診

手術や外傷の既往、放射線治療歴、化学療法歴、再発・転移の有無などといった**既往歴・現病歴**を十分に聴取します。特にがんの手術の際のリンパ節郭清の有無・郭清範囲の確認、放射線照射の有無・照射範囲の確認は、浮腫の原因やリンパ浮腫発症リスクの程度を推測するために重要です。また、他の全身疾患や静脈疾患の有無、発症時の患肢の状態やその後の変化、浮腫の進行状況、疼痛の有無なども問診しておくことで、先述した他の浮腫をきたす疾患との鑑別が可能となります。

視診・触診

まず、浮腫のある患肢をよく観察します。健肢との左右差は、形状や周径だけではなく、

表1-3 ● 全身性浮腫との鑑別のポイント

	リンパ浮腫	心不全・腎不全・肝障害等
部位	片側性または左右差のある両側性（上肢は片側性）	多くは両側性（両下肢） 腹水・胸水を伴うこともある 時に上肢や顔面にも浮腫
触診	初期はやわらかい 進行すると圧痕の残らない硬性浮腫	圧痕の残る軟性浮腫 緊満感著明な薄い皮膚
薬剤効果	利尿剤の効果は少	利尿剤が効果的（場合によっては抵抗性）

表1-4 ● 深部静脈血栓症（DVT）との鑑別のポイント

	リンパ浮腫	深部静脈血栓症
発症	緩徐	急激
部位	片側が多いが両側に発症することもある	大部分片側性
皮膚色調	表在静脈の消失 著明な変化は少ない	急性期は赤紫色の変化（立位で変化）
疼痛	痛みは少ない	疼痛・圧痛を伴いやすい
合併症	蜂窩織炎・皮膚角化・象皮化・リンパ漏　など	二次性静脈瘤・皮膚潰瘍・うっ血性皮膚炎　など

皮膚の色調や乾燥の有無、表在静脈の見え方なども要チェックポイントです。

触診では、発症早期には患肢を指で圧迫した際に圧迫痕が残る場合があります（pitting edema）。この状態では他の疾患による浮腫との鑑別が困難ですが、進行すると皮下の脂肪・線維組織の増加が起こり、リンパ浮腫独特の、硬く圧迫痕の残らない状態となります。また、リンパ浮腫では皮膚表面近く（皮下脂肪組織内）に水分が貯留するため、皮膚を指でつまみ上げた際に、つまめる皮膚の厚さが健常肢の同部分とは異なります。リンパ浮腫がある場合には薄く皮膚をつまみ上げることができなくなり、これを「**シュテンマーサイン（Stemmer's sign）**」と呼びます。

画像検査

皮下に貯留する組織液の存在もしくはリンパ流のうっ滞・貯留を何らかの画像診断で確認します。画像診断ツールには、超音波検査、CT、MRI、リンパシンチグラフィ、リンパ管蛍光造影法などが挙げられます。

計測

上肢・下肢どちらも、患肢・健肢ともに同部位での周径値を計測します。しかしながら、人間の四肢には生理的左右差も少なからず存在するため、計測値のみで、特に初期の浮腫の有無を診断することは困難です。

日常では主にこの周径値および容積値の変

化をもって、経過観察を行います。

4 検査

　全身性浮腫・静脈性浮腫などのその他の原因による浮腫の否定と、皮下に貯留する組織液の存在もしくはリンパ流のうっ滞・貯留を確認することがリンパ浮腫の最終的な診断であると考えます。

血液・尿検査

　肝機能・腎機能・低蛋白血症・甲状腺機能低下の有無などのチェックを行い、他疾患による浮腫との鑑別に用います。

胸部X線撮影・心電図

　心疾患（心不全など）や腹水・がんの肺転移による陰影などをチェックし、他疾患による浮腫との鑑別に応用します。

超音波断層法・超音波ドプラ検査

　無侵襲であり、かつ外来でも簡便に行える検査として、超音波検査（エコー）はリンパ浮腫の診断補助や浮腫の評価に有用です。浮腫に特徴的な皮下のエコー所見は、**表皮から皮下組織の肥厚**であり、健常肢と比較して表皮から筋膜表面までの厚みが増している像が得られます。正常な皮膚では皮下脂肪組織内に脂肪組織と線維組織の層構造が確認できますが、浮腫の患肢では**層構造が破壊**され、全体に**コントラストが低下し均一化**した画像となります（図1-7）。また、水分貯留の多い症例では、脂肪の隙間や筋膜表面などに貯留した水分層もしくは拡張したリンパ管が**低エコー領域（echo-free space；EFS）**として描出されます（図1-8）。

　また同時に、カラードプラ法、パルスドプラ法を併用することで**深部静脈血栓症や下肢静脈瘤**といった浮腫の要因となる静脈疾患の有無の判別、コンベックス型プローブを用いることで腹腔内の観察（腹水の有無、がんの再発や転移を疑わせる腫瘍病変の検索、肝腫大・肝硬変および下大静脈拡張の有無など）も行うことができ、他の浮腫をきたす疾患との鑑別にも有用です。

　ここで一点、注意が必要なのは、**皮下組織の肥厚や水分貯留はあくまで「浮腫」のエコー所見であり、「皮下の水分貯留」＝「リンパ浮腫」ではない**ことです。

　図1-9の3枚のエコー写真は、いずれも皮下組織のコントラスト低下・水分貯留が観察

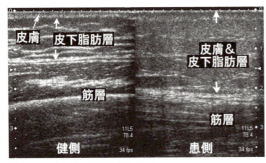

図1-7● 皮下脂肪層の構造変化

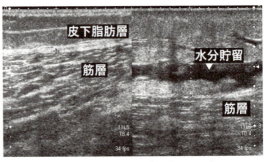

図1-8● 水分貯留像（皮下脂肪層内のEFS）

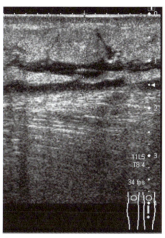 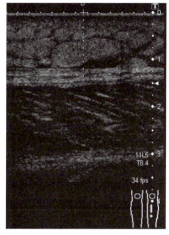 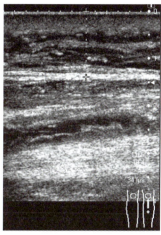

①リンパ浮腫　　　　②静脈性浮腫（血栓後症候群）　　　　③全身性浮腫（低アルブミン血症）

図1-9● 浮腫患肢のエコー画像

皮膚〜皮下脂肪層の肥厚・水分貯留
honey comb 構造（蜂巣状構造）

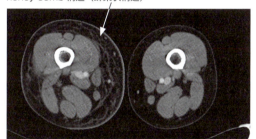

図1-10● CT（子宮がん術後続発性右下肢
　　　　リンパ浮腫・静脈浮腫等なし）

されています。しかしながら、①は子宮がん術後の続発性リンパ浮腫、②は血栓後症候群（post-DVT syndrome）による静脈性浮腫、③は低アルブミン血症による全身性浮腫の患肢です。②では深部静脈の血栓閉塞に伴う表在静脈の怒張（二次性静脈瘤・側副血行路）や静脈うっ滞性皮膚炎、エコーでの静脈うっ滞がみられることから静脈性浮腫と、③では皮膚緊満感著明な圧痕性浮腫に加えて血液検査上の低アルブミン血症や腹水の存在、また体表エコーで筋膜下におよぶ過剰な水分貯留が認められることから全身性（低アルブミン性）浮腫と診断できます。このように、画像診断の際にも、常に他の原因による浮腫との鑑別を念頭において総合的に所見をみていくことが必要となります。

CT検査（図1-10）

浮腫患肢では、皮膚および皮下脂肪組織の肥厚・水分貯留が観察できます。皮膚と筋層に平行してみられる**honeycomb 構造（蜂巣状の脂肪浸潤像）**を確認しますが、深部静脈血栓症などの静脈性浮腫では併せて筋肉組織の肥大が、脂肪浮腫では腰部から足関節までの脂肪組織そのものの増加がみられ、他の浮腫との鑑別にも有用です。時には悪性腫瘍の再発・転移や浸潤、もしくは血栓やリンパのう胞（嚢腫）など静脈・リンパ管系を閉塞・圧排する原因がわかることもあります。

MRI検査

CT検査と同様の画像診断として用いられます。その他CTと同様に、悪性疾患の転移・再発や浸潤等による浮腫の原因の判別にも有用です。

🌸 リンパシンチグラフィ（図1-11）

手背や足背にアイソトープを注入し、リンパ管の走行や発達・閉塞の状態を確認することができます。正常では注入部位から一本のリンパ管が中枢に向かって延び、鼠径部または腋窩部で複数個のリンパ節につながります。びまん性の拡散や側副路の増加、注入部位へのアイソトープの残存や主要リンパ管・リンパ節の消失といった像がリンパ浮腫の確定診断へとつながりますが、細かい画像が得られにくいという欠点があります。

🌸 リンパ管蛍光造影法

インドシアニングリーン（ICG）などの色素を皮内注射し、その後赤外線を照射することで色素が蛍光を発する性質を利用してリンパ管内に取り込まれたICGの動向を観察し、リンパ動態を確認する比較的新しい検査法です。赤外線は体表面から数センチ程度までしか届かないため、体表面のリンパ管を細かく描出

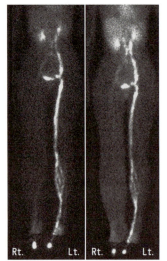

30分後　　120分後

99mTc 標識ヒトアルブミンを両第1・2趾間／第3・第4趾間に皮下注
・右下肢リンパ管の造影なし
・左下肢120分後のトレーサー流出不良（輸送機能低下）
（写真提供：横浜市立大学附属病院形成外科, 准教授 前川二郎氏）

図1-11● 原発性右下肢リンパ浮腫

できる点においては優れていますが、深い部分の描出には適しません。

リンパ浮腫の症状

　リンパ浮腫は、ゆっくりと発症し、ゆっくりと進行する特徴をもったびまん性の腫脹です。しかし、軽度の浮腫や自覚症状のない潜在的なリンパ管輸送障害の状態で何年も経過していた例でも、外傷や感染・蜂窩織炎などをきっかけに急激な浮腫の進行をみることもあります。発症のしかたや時期、症状、進行の度合いなどには大いに個人差があり、一概にこうだと言うことはできません。

　続発性リンパ浮腫の場合、術直後に発症することもあれば、数年・数十年を経過してから発症する場合もあり、これは各々個人の側副リンパ路の形成の度合い、生来のリンパ管の走行や機能の状態、手術や治療の内容、生活習慣やスポーツなど、さまざまな要因が複雑に絡み合った結果が現在の症状に反映されているものと考えられます。

1 自覚症状

むくみ（浮腫）

　ゆっくりと発症・進行するびまん性のむくみが特徴です。炎症などをきっかけに急激に進行したり、炎症を繰り返すことにより徐々に不可逆的な浮腫へと進行していく場合もあります。下肢リンパ浮腫の多くは片側性浮腫であり、両側に浮腫がみられる場合でも左右差があることがほとんどです。続発性上肢リンパ浮腫の場合には、反対側腋窩リンパ節転移に伴う浮腫など特殊な場合を除いて、手術側に浮腫がみられます。

だるさ・重さ・疲れやすさ

　患肢にたまる老廃物や乳酸を排出する機能が低下するため、重だるさや疲れやすさを感じることがあります。また、浮腫が重症化して患肢に重みが出るようになると、その重量を支える骨格筋に負担がかかり、疲れやすさや肩こりといった症状が出ることもあります。

痛み・しびれ

　一般的にはリンパ浮腫による痛みやしびれといった自覚症状は乏しいといわれています。ただし浮腫の急激な悪化をみる場合などには、リンパ管の急激な拡張や皮下組織へのリンパ液貯留によって皮膚が伸展され、突っ張るような痛みやピリピリとした皮膚の違和感を覚えることもあります。

　しかしながら、リンパ管の輸送障害のみでは、神経が刺激されて起こるような鋭い痛みがみられることはありません。鋭く耐え難い痛みを訴える場合には、悪性腫瘍の転移・神経浸潤などの可能性もあることに留意する必要があります。また、乳がんに対する定型的乳房切除術（Halsted 手術）の後遺症の1つである肩関節脱臼とリンパ浮腫が併発し、上腕神経麻痺がみられる場合もありますが、基本的にリンパ浮腫のみが原因で麻痺を来すことは稀です。

2 他覚所見

皮膚の張り

皮膚を薄くつまみ上げられるか、皮膚を引き寄せてしわができるかどうかが、浮腫の有無や範囲を決定する上で重要な所見となります。リンパ浮腫では真皮部分にまで組織間隙のリンパ液貯留がみられるため、本来つまみ上げたりしわを寄せたりできる表皮・真皮層が厚くなっており、**皮膚を薄くつまめない・硬く張った感じがする**などの所見を呈します（図1-12）。

圧迫痕形成

水分が豊富なリンパ浮腫では指で10秒ほど患肢を圧迫すると圧迫痕が残りますが、水分が少なくなり線維・脂肪組織が増えると圧迫痕が残らなくなります。圧迫痕が残らない浮腫（**non-pitting edema**）は特にリンパ浮腫に特徴的といわれ、**皮下組織の肥厚・線維化**のしるしであるとされています。この肥厚・線維化は皮下組織内に高蛋白濃度の組織液（リンパ液）が貯留することで結合組織が増殖・変性を起こすためと考えられています。また、感染に伴って放出されるサイトカインやヒスタミンには組織の線維化を促進する働きがあり、炎症を繰り返すことでも徐々に皮下の硬化が進んでいくことになります。

皮膚の乾燥・硬化・角化・象皮症

皮膚が硬くなり、**表皮の角化**や**硬化**が著明となります。浮腫の初期にも、硬化までは至らずとも**皮膚の乾燥**といった症状が出ることがよくあります。浮腫が重症化し、角化・硬化がさらに進むと、**象皮症**と呼ばれる特徴的な皮膚を呈するようになります。足背や足趾、足関節、下腿前面など皮膚の伸展性の少ない部分に多く出現します。

多毛

リンパ浮腫では、浮腫のある部分の体毛が太く濃くなり、毛量も増加して**多毛症**を合併することがよくあります。特に下腿や足趾で顕著に観察されます。はっきりとした原因は

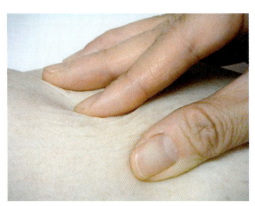

リンパ浮腫なし
・薄くつまめる
・しわを寄せられる

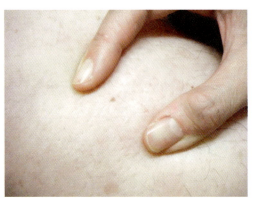

リンパ浮腫あり
・張りが強く，つまめない
・しわを寄せられない

図1-12● 皮膚の張り（皮膚緊張の亢進）

わかっていませんが、リンパ液内に含まれる栄養分の貯留・慢性炎症などにより毛根に何らかの変化が起こり、発育が促進されるともいわれています。

多毛だけでは特に大きな合併症として何かを引き起こすわけではありませんが、多毛を気にして美容的意義などから剃毛や除毛・脱毛を繰り返すうちに皮膚に外傷をつくり、蜂窩織炎のきっかけとなることも考えられます。

皮膚の色調変化

一般に、蜂窩織炎などの炎症を合併している場合を除いて、リンパ浮腫では皮膚の色調変化はないといわれています。実際、深部静脈血栓症の急性期のような明らかな患肢の変色は、ほとんどの場合みられません。しかしながら発症の早期や、浮腫が急激に増悪した場合などには、炎症所見はなくとも暗赤色や淡いピンク色に皮膚の色調が変化して見えることもあります。静脈性浮腫を合併しているような場合には、下肢の下垂による色調変化は、より顕著となります。

3 合併症

蜂窩織炎（丹毒・リンパ管炎）

リンパ浮腫の合併症として最も有名かつ頻度の多いものに「**蜂窩織炎**」があります。蜂窩織炎とは皮下組織を中心とした広範な炎症を指し、患肢に赤い斑点や広範囲の発赤および熱感・痛みが出現し、ときには38℃以上の高熱を伴うこともあります。同様の状態で「丹毒」や「リンパ管炎」と診断されることもありますが、厳密には丹毒とは表皮に限局した炎症であり、リンパ管炎とはリンパ管に沿った有痛性の索状の発赤を伴うリンパ管の炎症を指します。

これらはどれも細菌感染を原因とする場合が多く、血液検査所見では**白血球の増加**と**CRPの上昇**といった炎症反応が指摘されます。

治療は抗生物質の投与（経口もしくは経静脈投与）と安静・患肢の冷却で、適切な治療が行われれば、数日から一週間程度で軽快します。疼痛が強い症例や、炎症反応が強い場合には入院治療が必要となることもありますが、いずれも患肢の発赤・熱感がみられる間は、マッサージや圧迫などは中止し、炎症の消退に伴って圧迫療法やマッサージを再開します。炎症をきっかけに浮腫の増悪をみる症例も多く、予防に十分な注意が必要です（図1-13）。

急性皮膚炎

上記の蜂窩織炎と同様に、患肢全体の発赤や軽度の痛み・局所の熱感はあるものの全身には熱が出ず、また血液検査でも白血球の増加やCRPの上昇といった炎症所見がみられな

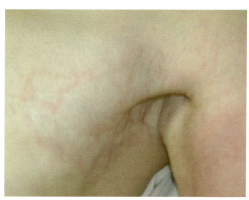

・皮下組織を中心とした広範な**細菌感染症**
　丹毒：表皮に限局した炎症
　リンパ管炎：リンパ管に沿った有痛性の索状発赤
・白血球増加・**CRP上昇**（炎症反応陽性）
・赤い斑点・発赤・熱感ときに**高熱**を伴う
・**抗生剤の投与**。患肢の安静・**冷却**

図1-13● 蜂窩織炎

リンパ浮腫の症状

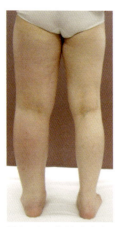

- 貯留リンパ液内のリンパ球等免疫成分の関与するアレルギー反応（？）
- 患肢の発赤・局所の熱感あり
- **全身性の発熱なし**
- **白血球・CRP 増加なし（炎症反応陰性）**
- **抗生剤の効果は少ない**
- 適切な圧迫などリンパ浮腫治療を優先して行う

図1-14● 急性皮膚炎

い場合があります。これは「**急性皮膚炎**」と呼ばれ、はっきりとした機序は不明ですが、貯留したリンパ液に含まれるリンパ球などの免疫成分が関与して起こるともいわれています。こういった状態に対しては、白血球数とCRPを確認し、正常な場合にはむやみに抗生剤の長期投与などは行わず、十分な圧迫などの治療を優先することが重要です（図1-14）。

蜂窩織炎や急性皮膚炎とはまた異なる病態ですが、リンパ管内へのがんの再発でも発赤が強くなる場合がありますので、急激な発赤や腫脹の増悪が目立つ場合には、炎症所見だけではなく悪性腫瘍に対する検索も考慮に入れる必要があります。

リンパ小疱・リンパ漏・皮膚潰瘍

患肢の皮膚直下のリンパ管が拡張して水疱を形成するものを「**リンパ小疱**」と呼びます。その小疱が破れることや、患肢の外傷などをきっかけに、皮下に貯留したリンパ液が漏れ出すものを「**リンパ漏**」と呼び、浮腫の状態によっては数日から数週間、ひどいものでは数カ月以上にわたってリンパ液の漏出が続く場合もあります。悪化すると皮膚潰瘍を形成し、また細菌感染を伴い蜂窩織炎の原因ともなるため、早期の治療が必要となります。しかしながら通常の創傷処置のみではなかなか改善が得られず、十分な圧迫療法を併用することが肝心です。

色素沈着

下肢リンパ浮腫に多い合併症ですが、大腿部や特に下腿の皮膚に色素沈着がみられることがあります。このような症例では下肢の静脈疾患を合併して静脈圧が上昇していることが多く、静脈機能検査も併せて行うことが必要です。

関節機能障害

患肢の体積が増加することで手足の関節が動かしにくい、正座がうまくできないなどの症状を訴えることはよくありますが、それ以上に足関節や膝関節などで関節周囲の靱帯などにもリンパ液が貯留し、関節自体が肥大して関節運動制限がみられる場合があります。また、高度な下肢リンパ浮腫や高齢者の下肢リンパ浮腫では、下肢のむくみにより腰椎・股関節・膝関節などに負担がかかり、腰痛や膝痛の原因となって歩行困難が現れることもあります。

関節機能障害や歩行障害を伴うような場合には、筋力低下により下腿の筋ポンプ作用が低下し、かえって浮腫の増悪につながる場合があるため、できるだけ筋力維持を図れるよう、整形外科的な理学療法を行う必要もあります。

がん治療後合併症
（リンパのう胞・排尿障害など）

骨盤内手術後では、リンパ管断端やドレーン挿入部周辺にリンパが袋状に貯留した**リンパのう胞**を形成することがあります。術直後から浮腫のみられる症例ではこのリンパのう胞を合併していることが多いといわれています。小さいものや自然消退傾向があるもので感染を合併していなければそのまま経過観察が行われる場合が多いようですが、ときには巨大なのう胞が骨盤内で静脈を圧迫し、静脈血栓症を合併することもあるなど、必ずしもすべてが経過観察で放置しておいてよいというわけではありません。腹部超音波検査やCTなどによる確認と、症例によってはのう胞摘出や穿刺ドレナージなどの処置を行う必要があります（図1-15）。

同じく骨盤内手術後の合併症として**排尿障害**があり、場合によっては自己導尿などを必要とすることもあります。このような症例では、膀胱の収縮力低下により**慢性尿路感染症**を合併していることもあり、それが反復する

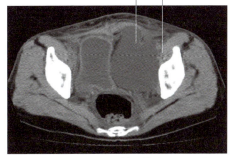

・リンパ管断端・ドレーン挿入部周辺にリンパ液（滲出液）が袋状に貯留
・感染合併例・巨大なのう胞（骨盤内静脈圧排）など処置が必要になることも
・のう胞によるリンパおよび静脈の還流障害から浮腫を発症する場合もある

図1-15● リンパのう胞

蜂窩織炎の原因となっている場合もあることに留意しておく必要があります。

リンパ管肉腫

非常に稀な合併症ではありますが、無痛性の皮下出血様変化の生じるものとして、「**リンパ管肉腫（Stewart-Traves syndrome）**」があります。

エコー画像を用いたリンパ浮腫の客観的な評価方法

1 超音波画像による評価

　リニア型プローブ（中心周波数7.5MHz・最大視野深度4cm基準）を用いて四肢の皮下脂肪内組織構造を観察します。健常側と患側を比較し、両側性の場合にも左右を比較しつつ検査・評価を行います。健常側では皮膚・皮下組織・筋層の各層が境界明瞭に描出され、かつ皮下脂肪組織内の層構造も低輝度部分と高輝度部分のコントラストも良好です。一方、浮腫側では皮膚〜皮下組織が肥厚し、皮下脂肪組織内の層構造の破壊（組織内コントラストの低下／エコー輝度上昇）や脂肪組織そのものの増加、水分貯留像（echo-free space；EFS）などがみられます。

　エコー画像は一点のみではなく、たとえば下肢リンパ浮腫の場合には下腹部・大腿上部・大腿下部・下腿・足関節・足背など複数点において観察し、総合的に評価する必要があります。エコー等の画像を用いた客観的な評価は、浮腫の有無やその程度・広がりを診断するのみならず、今後の浮腫のケアをどの程度行うべきかの指標にもなります。浮腫の程度に応じてそれぞれに見合った治療構成（用手的リンパドレナージやセルフリンパドレナージの頻度、圧迫の有無・程度、弾性着衣や弾性包帯の選択）を考慮すべきであり、リンパ浮腫だからと皆一様に「リンパドレナージ・弾性着衣・弾性包帯は必須！」というわけではないことを、医療者も患者さんも互いに理解することが必要です。

2 病期分類

　リンパ浮腫の病期分類には、リンパ管の輸送障害はあるものの浮腫が顕在化していない0期から、象皮症等の皮膚合併症を伴う3期までの分類があります。特に初期のリンパ浮腫では視触診のみでの診断が困難な場合も多く、視触診所見と併せてエコー画像等を用いて診断や評価の参考とします。

0期

　不顕在期。リンパ管の輸送障害はあるものの、まだ浮腫が顕在化していない時期を指します。視触診上の明確な浮腫は認めませんが、皮膚表面に軽度の緊張があります。エコーでは、皮膚の肥厚や皮下脂肪組織内の組織コントラストの低下（エコー輝度の上昇）を認めますが、脂肪組織増加や脂肪組織内のEFSは認めません（図1-16）。

1期

　安静挙上にて浮腫が改善する時期。時にpitting edemaを認めます。視触診上の浮腫は軽度で、皮膚表面の緊張はあるものの皮下脂肪組織の硬化はありません。エコーでは皮下脂肪組織内の組織コントラスト低下とともに

若干の脂肪組織増加を認めますが、EFS は 0 期同様に認めません（図1-17）。

2期

安静挙上にても浮腫が改善しない時期。pitting edema の残る早期と、線維化の進行に伴いリンパ浮腫独特の non-pitting edema を呈する晩期があり、症例によりかなりバリエーションに富んだ症状を呈する時期です。視触診上の浮腫は次第に顕著となり、場合によっては皮膚の硬化を伴います。エコーでも皮下脂肪組織の構造破壊ならびに脂肪組織増加は

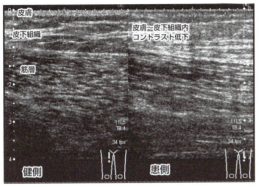

図1-16 ● 0期

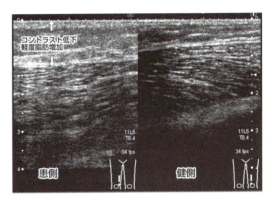

図1-17 ● 1期

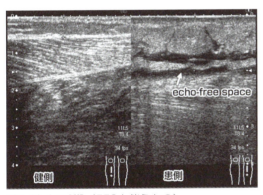

図1-18-A ● 2期（EFSを伴うもの）

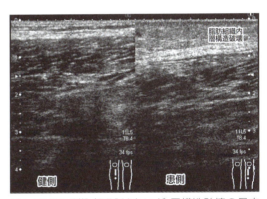

図1-18-B ● 2期（EFSはないが,層構造破壊の目立つもの）

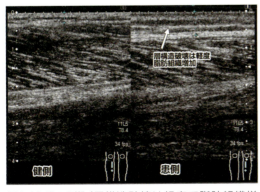

図1-18-C ● 2期（層構造破壊は軽度で脂肪組織増加のみがみられるもの）

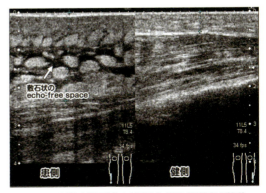

図1-19 ● 3期（敷石状のEFSを伴う顕著な浮腫）

著明で、ときに EFS を認めるようになります（図1-18-A）。一方、EFS を伴わず皮下脂肪組織の構造破壊と脂肪増加のみが顕著な線維化の進行した症例（図1-18-B）や、脂肪増加のみがみられるものの皮下脂肪組織の層構造破壊はさほど顕著ではなく EFS もない安定期の症例（図1-18-C）など、エコーでもその所見は多岐にわたります。

3期

non-pitting edema に乳頭腫・象皮症などの皮膚合併症を伴う時期。

顕著なリンパ浮腫に皮膚合併症を伴うことにより、3期と判断します。エコーでも、皮下脂肪組織の著明な構造破壊や脂肪組織増加に加え、多くの場合で帯状〜敷石状の顕著な EFS（図1-19）を認めます。

引用・参考文献：
1）加藤逸夫監修：リンパ浮腫診療の実際―現状と展望．文光堂，2003，p.147.
2）加藤逸夫監修，佐藤佳代子著：リンパ浮腫治療のセルフケア．文光堂，2006，p.175.
3）リンパ浮腫治療研究会編著：リンパ浮腫診療の手引き．メディカ出版，2007，p.55.
4）加藤逸夫監修，小川佳宏，佐藤佳代子：浮腫疾患に対する圧迫療法：複合的理学療法による治療とケア．文光堂，2008，p.189.
5）増島麻里子編著：病棟・外来から始めるリンパ浮腫予防指導．医学書院，2012，p.204.
6）平沢興原著，岡本道雄改訂：分担解剖学：2．脈管学・神経系　第11版．金原出版，1982.

［リンパ浮腫ケアと保険制度］

佐藤佳代子

　長いあいだ日本国内において、リンパ浮腫に対する治療やケアの重要性は十分に認知されていませんでした。しかし近年、がん治療の後遺症を抱える多くの患者さんからのケアを求める声の高まりに伴い、術後早期からのケアの大切さが徐々に認識されるようになりました。これを受け、平成20年度診療報酬改定において「リンパ浮腫指導管理料」が新設され、特定がん（乳がん、子宮がん、卵巣がん、前立腺がん）の手術前後に情報提供ができる環境が整いました。同時に、四肢リンパ浮腫の重症化を防ぐための弾性着衣が療養費の対象として認められました。

　そして、平成28年度診療報酬改定において、「リンパ浮腫複合的治療料」の新設、および「リンパ浮腫指導管理料」実施職種の追加が認められました。「リンパ浮腫の複合的治療」は、治療の基軸となる複合的理学療法に生活指導やセルフケアを含めた総称であり、「リンパ浮腫複合的治療料」の新設は、複合的理学療法を中心としたリンパ浮腫治療の重要性が国に認められたという証となります。このことは、リンパ浮腫治療に携わる医療者にとっても積年の願いであり、大変喜ばしいことながら、現実的には厳しい収載内容であり、適用対象となるがん種制限の撤廃や、原発性リンパ浮腫治療の保険収載の実現は叶わず、諸課題は残ります。リンパ浮腫は長期の治療が必要ですので、引き続き適用内容の拡充が望まれます。

第2章

リンパ浮腫のアセスメント

近藤敬子・松尾里香・山本香奈恵

● リンパ浮腫のアセスメントとは

リンパ浮腫のアセスメントとは

病気に対する検査や治療が著しく進歩し、患者さんは「生き続ける」ことへの期待や希望をもてるようになりました。そして、それと同時に今の医療の現場では「生き続ける＝生命を維持する」だけではなく「つらくなく、自分らしく生きる」という、QOL（生命の質）の視点を重視した治療・ケアが求められるようになっています。

リンパ浮腫に関しても、ここ数年で新聞記事やテレビ放映で取り上げられる機会が増え、患者さんや医療者向けの講習会や書籍も多くなりました。最近では患者さん自身がリンパ浮腫を学び、その治療をセルフケアとして継続している方もいます。

以前、リンパ浮腫外来に通い、セルフケアを継続している1人暮らしの患者さんから「私は今、今後誰にも迷惑をかけないように生きていける方法を考えて、その準備をしています。でも、このむくみのケアだけは、自分ができなくなったら誰にしてもらえるのか心配なんです」と言われました。

確かに医療や介護の現場ではまだまだリンパ浮腫のケアが十分に行えているとは言えません。ですが、リンパ浮腫はそのケアを適切にすれば、つらさを生じず、仲よく共存していくことができる"症状"です。

「浮腫を知ればケアができる。ケアができれば浮腫は減る」かもしれません。看護師として"必要だとわかっているけど、なかなかできない"を"**できるところからやってみよう！**"に変えてみませんか。

1 看護師が行うリンパ浮腫のケアとは

浮腫のケアは、脈管系に大きく影響し、時には生命に危険をもたらす可能性がある、安易にケアを開始してはいけない「治療」です。そのため看護師は**浮腫を知り、浮腫の原因・誘因からその種類を見分け、適切なケアを提供できる知識や技術をもつことが必要です。**また、さらに**提供するケアが適切かどうか、その効果を定期的に評価し、繰り返し見直しながら慎重にマネジメントすることが重要になります。**

リンパ浮腫のケアは、**いかによりよい状態・環境をつくっていくかが重要です。**たとえば、特にがん患者さんは、その病状や治療などから「リンパ浮腫」を来しやすいのですが、このリンパ浮腫はいったん発症すると完治が困難なため、患者さんは、浮腫による苦痛・ボディイメージの変化・日常生活の障害に苦悩します。さらに終末期は全身性浮腫とリンパ浮腫が混在していることも多くみられ、病状が進行して全身衰弱が進み、免疫力・抵抗力が低下すると、リンパ浮腫の合併症である蜂窩織炎などの感染、炎症症状を生じやすく、敗血症を来す可能性もあります。身の置き所のない苦痛や苦悩は全人的苦痛（身体的・精神的・社会的・スピリチュアルな苦痛）となり、せん妄などの精神症状を呈し、全身衰弱を早める危険性もあります。終末期の患者さんの症状はいずれも薬物療法での緩和は難しく、看護師はそのケアや対応に苦渋する結果となります。このような時、何もできなくなってから何かをしようとするのではなく、

何かしなくてはいけない状況にならないようにすることがとても大切です。

リンパ浮腫の患者さんの苦痛や苦悩を最小限に、早期に症状を改善するには、私たち看護師が浮腫の出現を事前に予測し、治療前や治療後の早い時期から患者さんやご家族に浮腫のメカニズムや適切なセルフケアを指導しながら、継続したケアやメンタルサポートを行うことが必要なのです。

患者さんにとって安全で適切なケアを提供するために

---

1. 安全で、適切なケアを提供できるような知識や技術をもつ
   ① 看護師が浮腫を知る
   ② 浮腫の原因・誘因からその種類を見分ける
2. 必ず、主治医の許可を得る
3. 事前にケアの内容や方法を主治医やリンパ浮腫の治療・専門のセラピスト、看護チームのスタッフで熟慮する
4. 提供しているケアを繰り返し見直し、定期的に評価する
5. 常に、患者さんの生命の安全性を最優先に考え、全身状況や病状の進行を考えながら、治療・ケアを微調整する

ケアを行うにあたって、患者さんの全身状態や既往歴、現在行っている治療、病気や治療に関する認識・理解度、ADLの状況、セルフケアへの意欲や実際のケアの状況などによっては、リンパ浮腫自体を軽減する目的で行う正規の内容や方法でケアできない場合があります。この場合には、「現状維持・改善」が目的となります。患者さんの状況を確認しながら、少しずつ積み木を組み立てていくように、リンパ浮腫を改善するために、有効かつ患者さんがセルフケアとして継続できる内容や方法に調整していくようにします。

また、終末期の患者さんはさらに全身リスクが高くなるため、浮腫自体を軽減・改善させることが困難となります。この場合、リンパ浮腫による「苦痛症状の緩和」や、「ADL・QOLの維持」を目標とした"緩和ケア（パリアティブケア）の一環"として、ケアを行うことが必要かつ、重要です。

患者さんの毎日の体調を十分に観察しながら、**決して無理をせず、できる範囲で**患者さんが今以上につらくならないように、「気持ちよい」「安心できる」と感じられるようにケアを継続することが大切です。

2 浮腫を知る

ひとくちに「浮腫」といっても、その原因からいくつかの種類があり、それぞれ提供するケアも異なります。特に、終末期の患者さんは、全身性浮腫が長期にわたり存在し、静脈性リンパ浮腫（慢性静脈不全）を来していたり、内臓疾患に起因する全身性浮腫とリンパ浮腫が混在している場合もあります。

看護師は「浮腫」をアセスメントする際、治療や全身状況・既往歴・ADL の状況などから、浮腫の原因と分類、特徴などを理解しておきましょう（表 2-1）。

表2-1 ● 浮腫の分類

分類	概念	原因	特徴
全身性浮腫	皮下組織に組織外液が過剰に貯留した状態（低蛋白性浮腫）	内臓疾患に起因する浮腫 ① 腎臓での水とNaの排泄障害 ② 毛細血管から間質への体液漏出 ③ ①②の両方の原因で起こる	・急速に拡がる（急性） ・左右同じ浮腫（両側性浮腫） ・体幹部の浮腫は同じように存在 ・皮膚の緊張は弱く、軟らかい。押すと凹む（低蛋白性の浮腫） ・痛みはほとんどない ・原疾患の治療により、浮腫を軽減できる
慢性静脈不全（CVI）	静脈還流に関する慢性的な問題の総称（定義）	・下肢静脈瘤や深部静脈血栓症による静脈還流不全 ・全身性浮腫が長期にわたって存在することによる循環不全で起こる	・深部静脈血栓症の場合は、急速に拡がる（急性） ・全身性浮腫からの場合、最初はゆっくり拡がるが、ADLの低下や治療の影響で急に増強する ・リンパ管の原因が見当たらないのに、ケアの効果がなく、すぐにパン！と張った浮腫が出る（静脈性リンパ浮腫：CVI 3期） ・深部静脈血栓症の場合は片側性。全身性浮腫に伴う場合は、両側性のこともある ・足先の浮腫が強い（上肢の出現は稀） ・体幹部の浮腫は同じように存在 ・最初は皮膚の緊張は弱く、軟らかい。押すと凹むが、進行すると皮膚が伸張し、緊張が強くなると凹まなくなる ・静脈瘤や毛細血管の怒張・擦過傷、下腿潰瘍がある ・皮膚の硬化・色素沈着（赤褐色）がある ・痛みがある ・関節可動制限がある ・CVIだけなら治療すれば浮腫を軽減できる
リンパ浮腫	リンパの輸送障害に組織間質の細胞性蛋白処理能力不全が加わって高蛋白性の組織間液が貯留した結果起きる臓器や組織の腫脹（高蛋白性浮腫）	・リンパ管の輸送障害、先天的なリンパ管の発育不良（原発性リンパ浮腫） ・後天的なリンパ管の損傷・手術・放射線療法・外傷・感染（続発性リンパ浮腫） ＊側副リンパ路・静脈静脈機能の問題	・長期間かけてゆっくりと拡がる（慢性） ・両方を比較するとどちらか片側の浮腫が強い（片側性・局所性浮腫） ・体幹部の浮腫に肥厚差がある ・徐々に線維化するため、最初は軟らかく、押すと凹むが、だんだん皮膚が硬くなり、皮膚が伸張すると凹まなくなる ・浮腫が進行すると角化し、皮膚が硬くなる（象皮症） ・皮膚の色、温度は健側と同じ ・潰瘍はない ・基本的に鋭い痛みはない（重苦しい痛みを生じることはある） ・皮膚の硬化がなければ、可動域制限は来しにくい ・リンパ浮腫自体を、完全に消失することはできない

3　浮腫を見分ける

　浮腫のケアは、脈管系に大きく影響し、時には生命に危険をもたらす可能性がある、安易にやってはいけない「治療」です。適切なケアを提供するために、下に示したフローチャートの矢印をたどって患者さんの浮腫の特徴や観察した状態から浮腫を見分け、その治療を確認しましょう。

● 浮腫を見分けるためのフローチャート

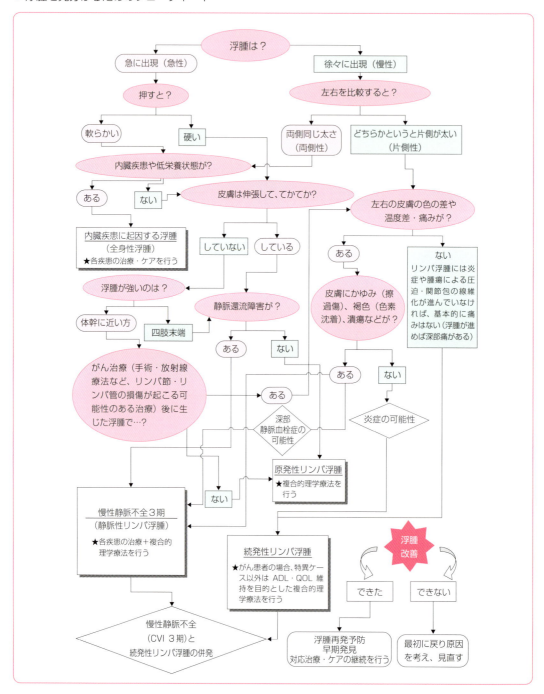

4 ケアの立案と看護介入

「浮腫」を理解し、患者さんの浮腫を見分けたら、いよいよ「ケアの立案と看護介入」です。

以下のチャートにどのようなことをすればよいか、看護介入のポイントや確認項目を列記します。

このチャートを参考に、手順に沿って進めてみましょう。

● ケアの立案と看護介入の流れ

1. 医師の許可を得てから、記録物などから情報収集する

＊事前に、原疾患の状態、検査データ、浮腫の原因や状況、一般既往歴、禁忌の有無、患者さんの浮腫の認識や理解、医師の判断や考えなどを情報収集します

2. 患者・家族との信頼関係を築く

＊直接、患者さんに話を聞いたり、視診・触診を行いながら、患者さんの全身状況、ADLの状態、既往歴、生活状況、ケアの意欲や理解度などを確認しながら、何でも相談し合える存在になるよう、信頼関係を築きましょう

> **ひとことアドバイス**
> ・患者さんにとって"自分のつらさをわかってくれる存在"になりましょう

3. 得た情報からケアにより浮腫が減らせる状態かどうか、期待できる効果の見通しを立てる

＊全身状態や検査データ、浮腫の進行度、生活状況やADLの状態、患者さんの認識・意向・希望などを確認し、ケアがどこまでできるか、ケアによりどこまで浮腫を軽減・改善できるか、見通しを立てます

＊事前に医師や専門のセラピストに相談し、協力を依頼しましょう。浮腫のケアは全身に影響を及ぼす「治療」です。適切でないケアは、生命に危険をもたらす可能性があるため、安易に開始してはいけません

4. ケアの目標と限界を決め、看護計画を立案する

＊ケアすることでどうなるか予測し、ケアの目標とその限界を決めてから、看護計画として具体的なケアを立案しましょう

5. 患者さんとご家族に説明をする

＊リンパ浮腫とは何か、複合的理学療法の具体的な方法などを説明・指導します。この時、それぞれのケアに対して「禁忌」があるため、誰もが完全な方法でケアできるとは限らないことも伝えておきましょう

＊リンパ浮腫のケアは基本的にセルフケアを継続していくことが必要です。ケアが生活の一部となって継続していけるように、患者さんの認識、意向、考え、希望、生活状況、経済状況、協力者の有無などから、個々に合った方法を選択・調整します。患者さんやご家族にも説明しておきましょう

> **ひとことアドバイス**
> - 初回説明時にケアで期待できる効果やケアの進め方・段階などの目安を伝えましょう
> - 具体的な調整の際には、必ず患者さんやご家族と十分に相談・話し合いをします。またその後に確認すると、決めた方法がよくないという場合もあります。看護師は事前にこの状況を予測し、このような時、すぐに提案できるように、いくつか代替案を準備しておくとよいでしょう
> - 浮腫自体を減らすことができない状態の患者さんでも「浮腫を治したい」「もとの身体に戻りたい」という願いがあります。患者さんが希望や願いを失わないように十分配慮しながら、できること・できないこと・やってはいけないことを伝え、「浮腫自体はなかなか減らせない状態であるけれども、症状を楽にできるように少しずつ段階を経ながら、一緒にやっていきましょう」と伝えるとよいでしょう。看護師は、ケアの限界を伝える"勇気"をもつことも必要です

6. 両者で共通理解した内容と方法で、看護計画を立案・ケアを開始する

＊開始したケアの内容や方法、アセスメントとその理由などは記録に残しておきます
＊患者さんにセルフケアスケジュール、医療者のサポート方法、提供したケアの評価方法なども伝えます

7. 治療経過を比較できるデータとして残す

＊チームで情報を共有できるよう、計測値や写真、観察した浮腫の状況、体調やメンタル状況などを記録に残します

8. 患者さんとご家族とともに、ケアのたびに浮腫の変化の状況を確認し、評価・見直しを行う

＊セルフケアを継続する意欲につながりますので、ケアのたびに患者さんやご家族には前回と比較したデータや状況を伝えましょう
＊毎回、ケアの内容や方法を見直し、必要に応じて微調整・修正・継続することはとても大切です。医師や専門のセラピストと定期的に提供しているケア全体の効果を評価します。データや状況を医師に報告しましょう

9. セルフケアの継続的なサポートを行う

＊患者さんが困らずセルフケアを継続できるように支援します。患者さんの主観的症状の軽減とケアによる副作用の有無、満足度、体調やメンタル状況、認識の変化、自己判断でケアの内容や方法を変更していないか、もししていればその理由などの確認をし、必要であれば見直しの上、微調整を行います

> **ひとことアドバイス**
> - 次回のケアまで間があくと、セルフケアが変化しやすくなります。定期的に患者さんが行っているケア方法を確認し、何度でも適切な方法ができるまで指導しましょう。患者さんが相談できる窓口を決めておくとよいでしょう

5 ケアを評価する

　患者さんの症状は全身状態や精神状態、生活状況によって日々変化します。そのため、最初に行ったマネジメントの内容や方法を継続してよいか、毎回確認する必要があります。現在の患者さんの症状や状態を改善・緩和できているか見直し、評価しましょう。

　ケアの評価は患者さんと一緒に行うとより効果的です。客観的データをそのつど比較しながら伝えるようにしましょう。

客観的データによる評価

　「浮腫の状態の変化を比較する(客観的データ)」ことで浮腫自体が軽減しているかを評価します。具体的には、ケアを行う前に定期的に、①計測、②写真記録を行いましょう。①と②を継時的に比較することで、浮腫の状態やその変化がわかりやすくなり、ケアの効果を評価しやすくなります。

① **計測方法**：患肢で浮腫がある場所を7カ所決め（例：中指の付け根から○cmや、膝を曲げた時のしわの位置から○cmの場所など・図2-1）毎回同じ場所をメジャーで計測します。左右差を把握するには、両側を同じ位置で測定するとよいでしょう。その場合は**健側で**7カ所の計測点を決めて行います。

② **写真撮影**：浮腫がある半身の前面と後面を、同じポーズで写真撮影します（図2-2）。

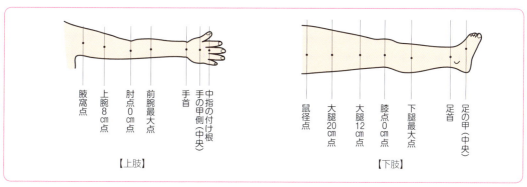

図2-1● 計測点の例　小川佳宏, 佐藤佳代子著：リンパ浮腫の治療とケア第2版, p.55, 医学書院, 2005より一部改変.

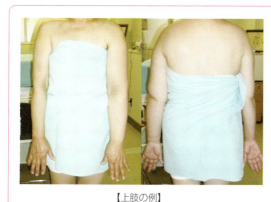
【上肢の例】

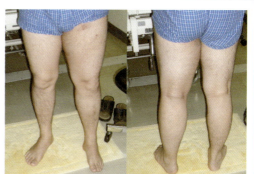
【下肢の例】

図2-2● 写真撮影による記録の例

主観的データによる評価

「患者さんに聞く（主観的データ）」ことで、症状が緩和されているかどうかを評価します。

リンパ浮腫は、一度発症すると完治が難しいため、患者さんの自覚症状が"楽になっているかどうか"が、大切なケアの評価指標となります。客観的データで浮腫自体が軽減していなくても、ケアをすることで浮腫が軟らかくなったり、患者さんがケアしてもらえている安心や喜びを感じて「苦痛や苦悩がやわらいだ」と言われることも多いのです。

全体的に評価する

「客観的データ・主観的データの変化を把握する」ことで、現在の患者さんの状態に合った適切な方法に微調整し、ケアを継続します。

患者さんに「浮腫の具合はどうですか？」と尋ねると、「変わらない」「同じです」と答えることがあります。

しかし、もともと外見的に浮腫がわかりにくい患者さんや、逆に進行した浮腫で全身状況から積極的に浮腫を減らす治療・ケアができない終末期の患者さんの場合などは、時にこの「変わらない」ことが「浮腫をひどくしていない・苦痛が増強されていない＝治療・ケアの効果がある」と評価することがあります。

浮腫の患者さんは「浮腫がなくなる・細くなる」ことを期待しているため、医療者がする治療・ケアの評価がその後の患者さんのセルフケアやQOLに大きく影響します。看護師は治療・ケアの目標や目的を十分考慮した上で全体を評価し、「このへんはちょっと△△だったけれど、ここは○○でよかったと思います。今度はこの△△をもう少し改善できるように、～～のようにやってみましょう」と、希望を支える声かけをしつづけることが大切です。

［リンパ浮腫に携わる専門セラピスト］

佐藤佳代子

ドイツで体系化されたフェルディ式複合的理学療法のセラピストの養成と資格認定を行う機関である、「NPO法人日本医療リンパドレナージ協会」（2002年設立）では、1995年より学校法人後藤学園にて始動したリンパ浮腫治療の普及活動を受け継ぎ、リンパ浮腫治療とケアに取り組むセラピストの養成および継続的な支援を行っています。リンパ浮腫治療の重要性について一般社会の認識を高め、全国各地の患者さんが安心して受診できる治療の環境づくりを目指しています。

2012年6月には、日本リンパ学会、日本脈管学会、日本血管外科学会、日本静脈学会などの関連学会が中心となった「リンパ浮腫療法士認定機構」が発足し、リンパ浮腫治療の1つであるリンパ浮腫の複合的治療に必要な知識や技術水準を設定しています。現在、学会で認定された専門セラピストは1,000名を超えました。約20年のあいだに、わが国のリンパ浮腫医療は大きな進展を遂げています。

《日本医療リンパドレナージ協会　公式ホームページ：http://www.mlaj.jp/》
《リンパ浮腫療法士認定機構　公式ホームページ：http://www.jclt.jp/》

引用・参考文献：
・加藤逸夫監修，佐藤佳代子著：リンパ浮腫治療のセルフケア，文光堂，2006.
・佐藤佳代子編集：リンパ浮腫の治療とケア，医学書院，2005.
・加藤逸夫監修，松尾汎編集：リンパ浮腫診療の実際―現状と展望，文光堂，2003.

第 3 章

リンパ浮腫の治療（複合的理学療法）

近藤敬子・松尾里香・山本香奈恵
佐藤佳代子

● 複合的理学療法

複合的理学療法

複合的理学療法（Complex Physical Therapy：CPT）とは、代表的なリンパ浮腫保存的療法であり、国際リンパ学会（ISL）において標準治療として認められています。中でも本療法の中核となる「リンパドレナージ」は、1936年にEmil Vodderによりフランスで発表された後、1960年代にMichael Foeldiらにより医療に組み込まれ、「複合的理学療法」として体系化されました。欧州では、医師と専門知識を習得したセラピストによるチーム医療として実施されています。

複合的理学療法は、基礎疾患や皮膚の状態を確認し、解剖学的なリンパ管の走行を考慮して、患者さん1人ひとりの全身状態や生活状況に合わせた治療構成・内容で行います。

ここで注意してほしいのは、**浮腫があるからといって、誰に対しても、どのような場合でも、複合的理学療法が行えるわけではない**ということです。

浮腫を軽減・改善するために行うケアは全身に大きく影響するため、それぞれの療法に適応や禁忌があります。必ず事前に医師や専門のセラピストと相談し、禁忌がないか、実際に患者さんのケアとして継続できる方法かどうかを確認しましょう。

1 適応

① 原発性リンパ浮腫（リンパ管形成不全等）
② 続発性リンパ浮腫
　・悪性腫瘍の外科的治療や放射線療法
　・フィラリア感染症
③ 慢性静脈不全に伴う静脈性リンパ浮腫（静脈の働きが低下して生じる浮腫）
④ 脂肪性特発性浮腫（原因不明で脂肪が増大して生じる浮腫）
⑤ 周期性突発性浮腫（原因不明で周期的に生じる浮腫）
⑥ 一般的な手術（手術後一時的に生じる浮腫）
⑦ 外傷性浮腫（打撲、捻挫、骨折、広範囲のやけどなどで生じる浮腫）
⑧ 創傷（広範囲の擦り傷や切り傷などで生じる浮腫）
⑨ リウマチ様疾患（主に浮腫を生じる時期）
⑩ ズデック症候群（主に浮腫を生じる時期）
⑪ 廃用性浮腫（寝たきり状態や麻痺などで、筋ポンプ作用が低下して生じる浮腫）
　……など

2 効果

① 貯留した組織液やリンパ液を適切に排液することで体液環境が改善され、浮腫が軽減する
② 運動制限が改善され、日常生活動作・運動がしやすくなる
③ 炎症の回数が減少し、発症の際も軽度で治癒する
④ 精神的苦痛の緩和

3　禁忌

禁忌には、①原則的に行ってはいけない場合（一般禁忌）、②局所的に行ってはいけない場合（局所的な禁忌）、③状況によって治療の内容や方法、進め方をよく考えて行う必要がある場合（相対的な禁忌）があります。また、リンパ浮腫に行うマッサージ（医療徒手リンパドレナージ：Manual Lymph Drainage 以下、MLDとする）、弾性包帯や弾性着衣（圧力がかかるサポーターのようなものや、ストッキングなど）による圧迫療法などの具体的な治療内容や方法にも"禁忌"があります。

安全な治療を行い、よりよい効果を得るためにも、これらの適応と禁忌を見極めることが重要です。リンパ浮腫のケアとして行う場合は必ず、事前にこの適応や禁忌がないかをチェックし、ここに挙げている疾患以外でも、患者さんの全身状態を考え、事前に医師や専門のセラピストと密に連携をもちながら、ケアを行うようにしましょう。

4　リンパ浮腫の判断基準

長期にわたって皮下に余分な組織液が貯留していることで、皮膚や皮下組織に変化をもたら

複合的理学療法の禁忌

1．原則的な禁忌（一般禁忌）

身体状態に悪影響をもたらすと考え、一般的に原則として<u>治療自体を行ってはいけない場合</u>をいいます。
①感染症による急性炎症
②心性浮腫・心不全
③下肢静脈の急性疾患（深部静脈血栓症の急性期・急性静脈炎など）
④悪性疾患（相対禁忌）→下記の 3．を参照

※心臓疾患を併発している場合は、医師と相談した上で専門のセラピストまたは看護師が、医師による治療と並行しながら無理のかからない範囲内でリンパ浮腫のケアを行うことがあります。

2．局所的な禁忌

治療は開始できますが、<u>局所的にケアをしてはいけない</u>場合をいいます。MLDの頸部と腹部深部が、この"局所的な禁忌"に相当します。

3．相対的な禁忌

基本的には原則的禁忌（一般禁忌）に含まれますが、現疾患の治療と並行しながら、症状緩和を目的に、身体的・精神的・社会的状況、体力、後遺症・合併症などを考慮した上で、医師や医療スタッフ、専門のセラピストたちが協働し、補足的に治療を行うことができる場合をいいます。悪性腫瘍による浮腫などが、この"相対的な禁忌"に相当します。

します。

以下にリンパ浮腫のそれぞれの時期の皮膚の変化について説明していきます。リンパ浮腫の症状がおよそどの程度なのかを知るには、この「皮膚の変化」を目安に考えるとよいでしょう（参考：p.22〜24「病期分類」）。

💗 0期

<特徴>
- 気になる場所や違和感がある（外見的にはっきりと"むくんでいる"と見えない）
- 皮膚が軟らかく、左右を比較してみると、周りの皮膚よりも、ほんの少し厚みがある
- 圧痕性テスト（軽く指の腹で押さえてみる）による圧痕は残らない

自覚症状が少なく、臨床的にはほとんどリンパ浮腫であるとはされていない**軽症の時期**です（図3-1）。

そのため、患者さんが医療者に自分の変化やその症状を訴えても「そうでもない」「大したことはない」「気のせいではないか」といわれてしまうことがあります。ですが、この時期にはすでに初期のリンパ浮腫を発症している可能性がありますので、医師の診察を受けるようにしましょう。

💗 1期

<特徴>
- 患肢を挙上して一晩寝れば、軽減する
- 皮膚：軟らかいが、外見的にはっきりと"浮腫がある"とわかる
- 圧痕性テスト：皮下組織の水分量が増えるため圧痕が残る

はっきりとした違和感がある時期ですが、この段階では、まだ患者さんは日常生活で不自由することはありません。そのため、安易に考えてそのまま放置してしまうことも少なくありません（図3-2）。

しかし、この**水分が多く、浮腫を改善しやすい時期**に適切なケアを行わなければ、症状が少しずつ進行していきます。私たち医療者が気を配り、浮腫を早期発見し、ケアを開始できるようにしましょう。

💗 2期

<特徴>
- 患肢を挙上して寝るだけでは浮腫が軽減しきれなくなる
- 皮膚：細胞の隙間に組織液が過剰に増え、長期にわたり蛋白質が細胞の隙間にとどまることにより、線維化などがみられ厚みが増す
- 圧痕性テスト：弾力のあるスポンジを押しているような感じで、圧痕が残りにくい
- 浮腫の周径値：大きくなる

皮膚の線維化が目立ち、外見ではっきりと浮腫があることがわかる時期です（図3-3）。

この段階では、何かをしなくては浮腫の症状がやわらぎにくくなるため、患者さんは浮腫を軽減するのによいとされるたくさんの工夫や治療を行って、逆に症状をひどくしたり、「こんなにやっても浮腫がよくならない。自分はどうなってしまうのだろう」と焦りや不安を抱いていることが多くあります。患者さんの意欲や気力、認識、生活状況などに合わせ、可能であれば、セルフケアを含め、積極的に浮腫を改善させていきます。

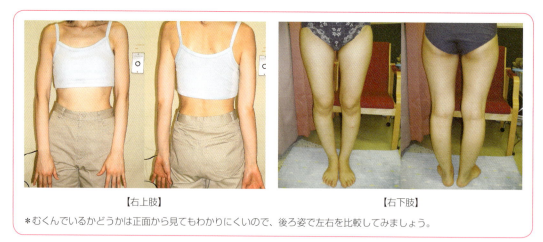

【右上肢】　　　　　　　　　　　【右下肢】

＊むくんでいるかどうかは正面から見てもわかりにくいので、後ろ姿で左右を比較してみましょう。

図3-1 ● 0期のリンパ浮腫

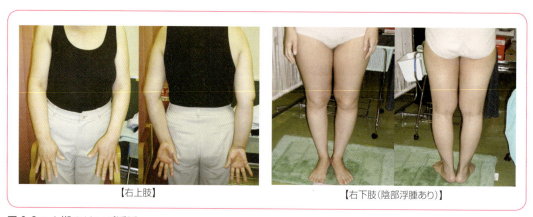

【右上肢】　　　　　　　　　　　【右下肢（陰部浮腫あり）】

図3-2 ● 1期のリンパ浮腫

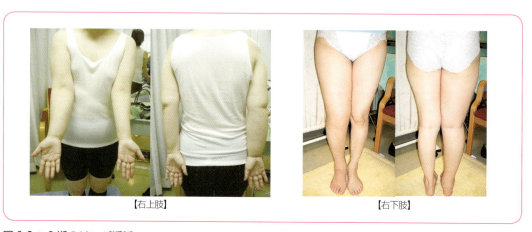

【右上肢】　　　　　　　　　　　【右下肢】

図3-3 ● 2期のリンパ浮腫

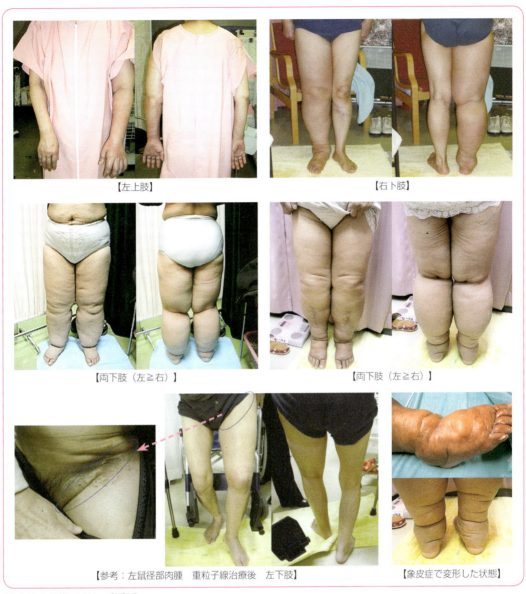

図 3-4 ● 3期のリンパ浮腫

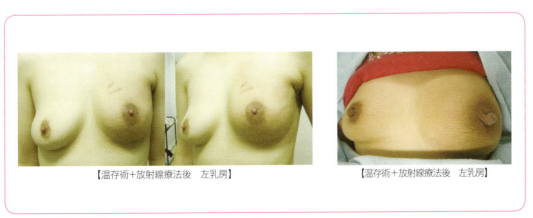

図 3-5 ● 乳房の浮腫

🌱 3期

<特徴>
- 患肢を挙上して寝るだけでは軽減しない
- 皮膚：厚み・硬さが増す。象の皮膚のようにがちがちに硬くなる場合もある（象皮症）
- 圧痕性テスト：はじかれるように硬いため、圧痕が残らない（残りにくい）
- 浮腫の周径値：さらに大きくなる

滞っている組織液の量がさらに増加するため、**線維化が進み、皮膚が硬くなり**皮膚状態が改善されにくくなります。また、炎症を頻繁に起こしやすくなる時期です（図3-4）。

この段階の患者さんは、浮腫により日常生活に支障を来していたり、炎症を繰り返すなど、つらい症状に苦しんでいます。「リンパ浮腫がよくならないのはしかたないといわれた」「どこに行っても何をしてもよくならない」「この先、自分はどうやって生きていけばいいんだろう」と思い悩んでいることも多くあります。

この状態になるとセルフケアだけでは浮腫の症状は改善しにくいため、できれば専門のセラピストの治療を継続することをおすすめします。看護師はそのセラピストの指導のもと、協働し、自分たちができる範囲で適切なケアを提供できるようにしましょう。

5 段階的な複合的理学療法の治療期

複合的理学療法は症状に応じた治療目的により、その治療構成と内容を2段階に分けて考えます（図3-6）。各段階とも医師による原疾患の治療が継続される必要があります。

各施設における外来形態や患者さんの受診回数はさまざまです。基本的には第1段階→第2段階の順に行いますが、施設に入院治療できる体制がなかったり、初診時の浮腫の状態が軽度である場合には第2段階からはじめることもできます。

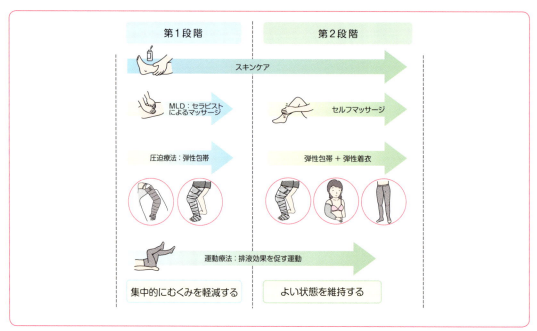

図3-6 ● 複合的理学療法の段階別考え方
　　加藤逸夫監修，佐藤佳代子著：リンパ浮腫治療のセルフケア，p.46，文光堂，2006より一部改変．

第1段階（集中的に浮腫を軽減させる時期）

- **目的**：患肢にうっ滞している組織液やリンパ液を集中的に排液させ、浮腫自体を軽減させる
- **主な治療場所**：入院形式（リンパ浮腫治療を専門にする病院や施設などに入院して治療を行う）

第1段階の治療内容としては、医師の診察を受けながら、専門のセラピストによる、①スキンケア、②MLD（毎日が望ましい。少なくとも週に4〜5回）、③弾性包帯法による圧迫療法、④圧迫下での運動療法を行うことが基本とされています。

第2段階（状態維持・改善させる時期）

- **目的**：浮腫が改善された状態を日常生活の中で維持しながら、さらに改善していくために治療を継続する
- **主な治療場所**：外来形式（医師と連携しながら、専門のセラピストなどが外来で治療を行う）

第2段階の治療内容としては定期的に医師の診察を受けながら、①スキンケア、②MLD（セルフマッサージ＋可能な場合、外来通院で週1〜2回、専門のセラピストによるマッサージの施術）、③弾性スリーブや弾性ストッキングなどの弾性着衣の着用（弾性包帯法の併用）、④圧迫下での運動療法を行い、定期的にセルフケアや生活、浮腫の状況を確認しながらケアを継続することになります。

看護師が治療・ケアする場合は、必ず医師や専門のセラピストの指導のもと、協働して行うようにしましょう。

6 治療構成と内容

医師による診察

リンパ浮腫治療が安全に行われるために、治療開始前には必ず医師の診察を受けます。その上で全身性浮腫との鑑別、合併症や禁忌の有無などを確認しながら、個別性を重視し、治療計画を立案します。

基本となる治療内容とその効果

基本となる治療内容として、①スキンケア、②MLD、③圧迫療法、④排液効果を高める運動療法の4種類を柱に、セルフケアの支援を行います。

これらの方法はどれか1つを行えばよいというものではなく、患者さんの状態に合わせて日々の生活になじむよう、うまく配分を調整しながら、組み合わせて行います。患者さんの症状や生活に合った適切な治療・ケアができると、浮腫やその症状がやわらぎ、全人的苦痛（身体的苦痛・精神的苦痛・社会的苦痛・スピリチュアルペイン）が緩和され、総合的にQOL（生活の質）の維持・向上につながります。以下、具体的なケアについて簡単にご説明します。

① スキンケア

治療開始前の皮膚病変の確認、皮膚の清潔・保湿・保護のことをいいます。

② MLD

皮下組織内のリンパ管のネットワークに働きかけ、組織間隙に過剰に貯留する組織液やリンパ液を、正常なリンパ管システムに誘導して浮腫を緩和させます。排液を促す基本手技やリンパうっ滞性線維症を緩和させる手技（ほぐし手技）が中心となります。

③ **圧迫療法**

MLD により改善された皮膚の軟らかさと良好な状態を維持し、さらに改善させるために行います。浮腫の状態によって、患肢末梢端から中枢端に向けて徐々に圧を軽減させる段階的圧こう配を軸とし、弾性包帯を巻いて圧迫する方法と、適切な弾性着衣（弾性スリーブ／弾性ストッキング／弾性マスクなど）を着用する方法とを、組み合わせて行います。

④ **排液効果を高める運動療法**

弾性包帯や弾性着衣を用いて圧迫した状態で、筋ポンプ作用を促す運動法を行います。これにより効果的に組織液やリンパ液を体幹へ誘導することができます。

⑤ **セルフケアの支援**

安全にセルフケアに移行できるよう、それぞれの患者さんの状態に応じ、生活にうまく溶け込むようセルフケアや日常生活上の留意点などを指導します。セルフケアが充実してくると、日々の変化に速やかに対応できるようになり、全体的に疲れにくくなるため、活動範囲が広がります。患者さんの生活環境や家庭、社会での役割を十分に考慮して、身近からできることを増やしていけるように支援します。

引用・参考文献：

・加藤逸夫監修，佐藤佳代子著：リンパ浮腫治療のセルフケア，文光堂，2006.
・佐藤佳代子編：リンパ浮腫の治療とケア，医学書院，2005.
・近藤敬子，松尾里香，山本香奈恵，佐藤佳代子編集：あらたな一歩！リンパ浮腫の退院時セルフケア指導，日本看護協会出版会，2013.

第4章

リンパ浮腫のケア

近藤敬子・松尾里香・山本香奈恵
佐藤佳代子

- スキンケア
- 医療徒手リンパドレナージ
- 圧迫療法
- 運動療法

看護師が行うリンパ浮腫ケア

　発症すると完治が困難なリンパ浮腫は、できるだけ浮腫をよい状態に保ち、その症状と共存していくことが大切です。安全なケアを行うために、<u>必ず事前に主治医の診察や許可を受けておきます</u>。

　複合的理学療法（CPT）は、どれか1つのケアだけを行うのではなく、患者さんの病態や全身状態・認識・意欲・希望などを考慮し、ケアを組み合わせて調整しながら行います。そして、患者さん自身がリンパ浮腫のケアを継続していけるように、セルフケアや日常生活の指導を行い、メンタルケアを含む、継続的なサポートをしていくことが重要となります。

● リンパ浮腫のケア

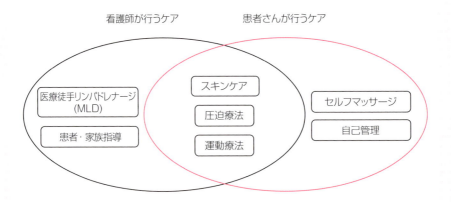

それでは実際にケアを始めてみましょう！

スキンケア

　複合的理学療法（CPT）では、皮膚の状態によりケアの方法が左右されます。皮膚に関する正しい知識をもち、浮腫のケアにおいて特にスキンケアが大切である意味を理解し、適切な指導を行いましょう。スキンケアは患者さんがセルフケアとして継続できることがとても大切です。

なぜそんなにスキンケアが大切なの？

　リンパ浮腫のある皮膚は見た目に問題がなくても、傷つきやすい状態になっています。これは、患肢の組織液が正常に循環されないことで本来の免疫力・抵抗力が低下して細菌を処理する力が弱まり、感染から身体を守る機能（感染防御の機能）が崩れているからです。

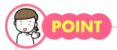

スキンチェックのポイント

- 清潔に保たれていますか？
- 乾燥していませんか？
- 小さな水疱（リンパ小疱）はありませんか？
- リンパ漏（リンパ液の漏れ）はありませんか？
- 感染症（じくじくした水虫・爪白癬など）はないですか？
- 発赤・熱感・発疹などの炎症症状はありませんか？

　この"傷つきやすい状態"がリンパ漏や蜂窩織炎を起こす原因となります。特に皮膚が二面で接している部分は湿潤しやすく、傷ができると治りにくくなります。

　また、浮腫がある足の趾間などは自分で清潔に保つのは難しいものです。そのため細菌が繁殖しやすく、普通に入浴できている患者さんでも簡単に真菌感染症（水虫）になってしまいます。かゆみを伴い、滲出液が出ているような状態の水虫は「急性炎症」と考えられるため、症状が落ち着くまでMLDを休止する必要があります。

　リンパ浮腫に行うケアは大なり小なり、どれも皮膚を刺激する方法です。このように、皮膚がひどく乾燥し、傷つきやすかったり、発疹や炎症があると、MLDや圧迫療法などの治療自体を見合わせなくてはいけなくなります。常に皮膚を清潔に保ち、適度に湿潤し柔軟性がある"良好な状態"であるためには、リンパ浮腫のケアの中でも"スキンケア"がとても大切なのです。

まずは"スキンチェック"！

　リンパ浮腫では、ほんの小さな1つの発赤が大きな合併症につながることがあります。そのため、まずは皮膚がMLDや圧迫療法などのケアをすぐに行えるコンディションかどうかを見極めることが大切です。

　ケアを行う前には必ずスキンチェックを行います。日ごろから患者さんの様子に関心をもち、

目を・耳を傾けるような"細やかな観察"を心がけることで、細かい変化に早く気づくことができます。

どのようにケアすればいいの？

清潔

リンパ浮腫の皮膚は脆弱で傷つきやすいものです。見た目には問題がない皮膚でも、ごしごしと洗ってはいけません。ナイロンタオルやスポンジなどは、皮膚の表面を傷つけたり、必要な脂分を取り除いてしまうことから、過剰な乾燥をもたらすので、手や柔らかい素材のもので、愛護的に洗浄しましょう。

《洗い方》
① 手で石鹸を十分に泡立て、やさしく洗います。
② 洗い終わったら、石鹸成分をやさしく、かつ、十分に洗い流します。
③ 水気を清潔で乾いた柔らかいタオルなどで、やさしく、そっと押すようにしながらしっかりと拭き取ります。

保湿

もともと健康な皮膚は、伸び縮みをして外部の刺激から身体を守ってくれる機能があり、さらに、傷ついても自分で治す力があります。しかし、浮腫の部分の皮膚は免疫力・抵抗力が低下しているため、トラブルを起こしやすい状態となっています。

このスキントラブルの多くは乾燥が原因です。またリンパ浮腫に行うケアはすべて、大なり小なり皮膚を刺激しますので、皮膚が潤って軟らかい状態であることが大切です。そのため、見た目には問題がない皮膚でも、毎日の保湿ケアを十分行っておくことがとても重要となります。1日1～2回程度、起床時・乾燥している時・入浴後などに保湿ケアを行いましょう。

《保湿の方法》
① 保湿剤の選び方

保湿剤は、基本的に、患者さんが日ごろ使っているものでよいのですが、添加物やアルコール成分が少なく、すーっと伸びて広範囲に塗りやすい「乳液タイプの全身ミルキーローション」をおすすめします（図4-1）。クリーム、軟膏タイプのものは伸びが悪く、浸透しにくいため、広範囲に塗るのに適しません。化粧水タイプやオイルタイプのもの、マッサージローションなどは、塗った時はすーっと気持ちよく、皮膚もみずみずしく潤いますが、アルコール成分が多く含まれている場合には、効果が持続されにくく、のちにかえって皮膚を乾燥させることがあります。

> **POINT**
> スキンケアのポイント
> ● 清潔
> ● 保湿
> ● 傷つけない

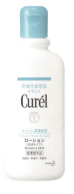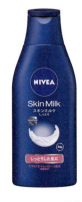

図4-1 ● ミルキーローション（例）

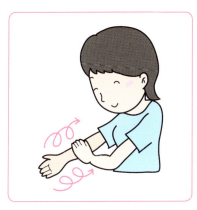

図4-2● 保湿剤の上手な塗り方

② 保湿剤の塗り方

　保湿剤をたっぷりと手にとり、皮膚に手をやさしく密着させながら、ゆっくり円を描くように塗りこみます（図4-2）。潤いが皮膚に染みこむように行いましょう。

・1カ所（1回分）の量は、500円玉1個分くらいです。1回に使用する量は、上肢なら片腕で1個分くらい、下肢なら大腿部～膝までに1個分、膝～足指までで1個分（計2個分）くらいを目安にするとよいでしょう。

・すでに皮膚が乾燥していたり、浮腫が硬く、パンパンに張っている場合は、特に保湿剤の量や回数を増やして塗ると、早く症状が改善できます。

③ 保湿剤を塗るタイミング

・マッサージの施行後に塗ります。
・**弾性包帯を巻く前とはずした後**に塗ります。
・弾性ストッキングや弾性スリーブを**脱いだ後**に塗りましょう。
・日常生活においては、入浴後や就寝前などに、保湿剤を塗るようにしましょう。

④ 保湿剤を塗る時の注意

　真菌感染をしている局所に保湿剤を塗ると、かえって感染による症状を悪化させる可能性があります。

　白癬（水虫）やカンジダなどの真菌感染症を見つけた時は、患部には保湿剤を塗らず（他の場所には塗ってよい）、すぐに主治医や皮膚科の専門医に相談するようにしましょう。

保護

　日常の何気ない行為や習慣、疲労の蓄積などが症状をこじらせ、悪化させる原因となっている場合があります。

　炎症を繰り返す患者さんは、日常生活の過ごし方や習慣などを振り返ってみることで思わぬ原因が見つかることがあります。その原因を見直すことで炎症を防いだり、浮腫の症状を改善

 陰部に浮腫がある場合、どのようにケアすればいいの？

　浮腫がある陰部は、愛護的にケアすることが大切です。病院などの施設ではカット綿を陰部洗浄や水分の拭き取りに使用していることがあります。しかし、カット綿は脆弱な皮膚を傷つけたり、繊維が皮膚に付着・残存することなどからトラブルを生じやすいので、使用を避けたほうがよいでしょう。

　看護師がケアを行う場合は、患者さんにその旨を説明し、了承を得てから手袋をした手で十分に石鹸を泡立て、泡でやさしく洗います。石鹸成分はしっかりと湯で流し落とし、清潔なタオルで押さえ拭きしながら、水分をきちんと取り除きます。皮膚が伸張し、乾燥している場合は、最後に保湿剤をそっと塗っておくとよいでしょう。

できるかもしれません。

また、患者さんが浮腫を軽減させるためによかれと思い行っていた方法（患肢への鍼灸治療・ぐいぐいと強い力を加えたマッサージ・誤った空気圧式マッサージ器の使用・過剰な温熱療法・電気治療・局所にだけ圧がかかる市販のサポーターやストッキングの着用・皮膚に直接包帯を巻くなど）が、かえって皮膚やリンパ管や組織を傷つけ、炎症や浮腫を改善しにくくする原因になってしまうことが多くあります。

誰でもテレビや本、友人の情報から「○○がよい」と知ったら、その方法をやってみたくなるでしょう。しかし、前述したようにリンパ浮腫の場合、一般的によいとされる方法が必ずしもよい結果をもたらすとは限りません。状態によっては**やってはいけない場合がある**ので、必ず事前に、医師や専門のセラピストに相談するように伝えておきましょう。

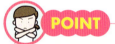

リンパ浮腫は、何年たっても発症する可能性があります！

一度でも浮腫を生じたことがある場所はもちろんですが、今、たとえ浮腫がなくても、できるかぎり、患肢を傷つける行為を避けるようにしましょう。

事前に、患者さんにも必ずこのことは伝えておきましょう。

看護師に求められる気配り

私たちの「知らなかった」や「まあ、いいか」が、患者さんの人生を左右するといっても過言ではありません。医療者が「やってはいけないこと」を周知し、"気配り"できることが必要かつ重要です。看護師の"気配り"が、リンパ浮腫の患者さんの"安心"と"安楽"につながります。たとえば、医療現場で、上肢に浮腫がある患者さんに気づいたら、さりげなく、その場で、乳がんなどの既往がないか、今までがんの治療をしたことがあるかなどを確認し、もし一度でも既往があったら、できるだけ**血圧測定や採血、点滴などは浮腫がない場所（健肢）**で行うようにしましょう。

皮膚に直接貼るような「貼付剤」や「テープ」などは、スキントラブルの原因となります。皮膚の見た目に問題がなくても、できるだけ患肢には直接、粘着物を貼ることを避けましょう。湿布剤などは、薄いガーゼを1枚巻いて当てるようにしましょう。

同時に、患者さんが自分自身で気をつけて生活すれば、リンパ浮腫の発症を防ぐことができるかもしれません。患者さんに、日ごろから自分で注意する意識をもつことや、採血や点滴、血圧測定は健側でするよう医療者に事前に申し出ることを伝えましょう。また、他の医療者にも注意してもらえるように、わかりやすく、かつ、他の患者さんの目につかないところに明示しておきましょう。

患者さんが日常生活の中で何をどのように注意すればいいか、その基本的な内容や方法についてを第6章「退院前に伝えておきたいこと」にまとめました（p.99～105）。治療後、できるだけ早い時期に伝えることが望ましいのですが、すでに浮腫で困っている患者さんにも、伝えておくとよいでしょう。

炎症時のケア

発赤・熱感・発疹がある場合

発赤・熱感・発疹は、炎症（図4-3）の徴候と考えられます。医師の判断により、炎症時は保湿ケア以外のMLDや圧迫療法、運動療法を

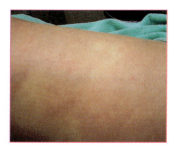

図 4-3 ● 大腿部の炎症の状態

休止し、安静にします。また浮腫の予後に影響する重要なケアとして"冷却"を行います。

この場合の冷却は「広範囲にまんべんなく、しっかりと冷却する」ことがポイントです。ここでは、誰にでも、安心して、簡単に行える適切な冷却法である「佐藤式冷却法」をご紹介します。この方法は医療現場でも簡易に行えます。季節の変わり目など、炎症を来しやすい時期には、2～3個、つくり置きしたものを冷蔵庫に入れておきます。炎症に気づいた時にすぐ使えるようにしておくとよいでしょう。

冷却は1回ごと、患肢全体の熱感が治まるまでしっかり行います。不適切な冷却は、炎症の軽減にならないばかりか、かえって炎症を長引かせることがあります。また、保冷剤などのように強度に冷たいもので患部だけを冷やした

佐藤式冷却法

① ビニール袋に水道水を3分の2くらいと家庭用氷を20個くらい入れます

② 口を輪ゴムでしっかり閉め、皮膚への刺激が少なく密着しやすい（Tシャツなどの柔らかい綿やガーゼ素材など）の布でくるみ、大きめの氷嚢をつくります。
（※タオルは皮膚に密着しにくいため適しません）

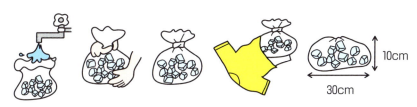

③ 患肢と健肢（左右）の温度の差を手で触って、確認します

④ ②で作製した大きな氷嚢を患部全体に密着させ、1カ所に30秒くらいずつ、ゆっくりコロコロと転がしながら位置をずらし、まんべんなく全体をしっかり冷却します

⑤ 患肢の冷却をいったんやめ、左右の温度差を手で触って確認します。冷却をやめてから2～3分たっても皮膚の中からじわっと熱感がこみ上げてこなければ終了します。もし熱っぽさが戻り、残っているようなら、戻ってこなくなるまで冷却を続けます

＊冷却は何分間やればいいというものではなく、この熱っぽさがなくなるまで、しっかり行うことが大切です

⑥ 冷却しても熱っぽさが戻ってくる間は、日に数回この冷却を行います。赤みや熱感がなくなったら冷却を終了します

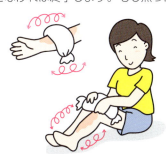

スキンケア

り、冷湿布などの貼付剤を使用する方法は、脆弱で過敏になっている皮膚にとっては刺激が強く、炎症を悪化させる可能性がありますので使用しないほうがよいでしょう。

早く炎症を治癒させるには、事前に必ず患者さんに冷却の必要性と効果、適切な冷却方法とその重要性を具体的に伝えておくことが大切です。

なお、皮下組織に広範囲の炎症を生じ、さらに悪寒・発熱・患肢が鮮紅色となっている場合は「蜂窩織炎」を発症している可能性があります（図4-4）。ほうっておくと敗血症を来し、生命に危険をもたらす可能性があります。蜂窩織炎は早期発見・対処することが必要かつ、重要です。

まだ炎症経験のない患者さんにも、蜂窩織炎の予防と症状、対処方法と炎症後の過ごし方などを伝えておきましょう。

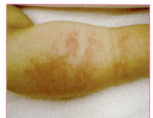
【右上肢】

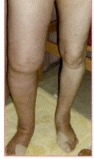
【右下肢】

図4-4● 蜂窩織炎

蜂窩織炎の場合

蜂窩織炎の時は、MLD・圧迫療法・運動療法などの治療はすべて過剰刺激となるため、休止します。患肢の赤みが軽減したあとも、数日間はできるだけ安静を優先にしましょう。

炎症を生じるといつもよりも患肢の浮腫が増強しているように見えますが、これは熱によって血管の透過性が亢進し、組織液が増加するためですので、炎症が落ち着き、消失するとともに増強した浮腫は軽減していきます。炎症を繰り返す危険性がなくなり、体調が回復したら、治療を再開できます。回復には個人差があるため、炎症の後は、必ず、主治医の許可を得てからケアを再開するようにしましょう。

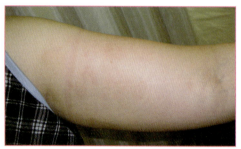
【左上肢】

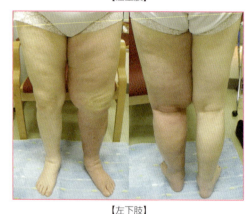
【左下肢】

図4-5● 急性皮膚炎

急性皮膚炎（図4-5）の場合

基本的には蜂窩織炎と同様に対処しますが、圧迫療法は効果がみられることがあります。医師の判断のもと対応します。

感染症がある場合

リンパ浮腫によって肥厚した皮膚が折り重なり、空気に触れにくくなることで、リンパ浮腫の患者さんには真菌感染による感染症が多いとされています（図4-6）。

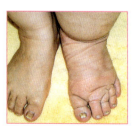
図4-6● 真菌感染症（水虫）がある状態

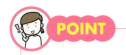

蜂窩織炎のケアのポイント

＜蜂窩織炎の対処方法＞
① まず、主治医に連絡し、適切な診察と処置を受ける
② 患部を冷やし、水分を多く摂る
③ 患肢を 10cm くらい挙上し、安静にして過ごす
④ 悪寒がある時は、毛布で体を温める（患部周囲に対する電気毛布や電気あんか、湯たんぽの使用は避ける）
⑤ MLD・圧迫療法・運動療法は休止する

＜炎症後の過ごし方＞

炎症後は体力が消耗しているので、無理をせずに、十分な休養をとるようにしましょう。極端に冷たいものを避け、温かく、消化のよいものを少しずつ摂るようにしましょう。MLD・圧迫療法・運動療法などの治療開始は、体調が回復してからになります。熱感や赤みがともにある場合は時期尚早と考え、ケアの開始を延期しましょう。

真菌感染症がある場合、患部を洗い流して水分をよく拭き取り、清潔に保つことが必要です。爪白癬などは早めに専門医の診察を受けるようにしましょう。

リンパ漏がある場合

"リンパ漏"とは、皮膚からリンパ液が漏れる状態をいいます（図 4-7）。リンパ小疱（水疱）がつぶれたり、乾燥した皮膚が浮腫でパンパンに張って、毛穴からリンパ液が漏れ出すことで生じます。

リンパ漏を生じないためには、日ごろからスキンケアを行い、予防すること、症状の徴候を早期に発見して適切なケアをすること、**リンパ小疱（水疱）を見つけても、決して故意につぶさないようにする**ことが大切です。

リンパ漏を生じると、皮膚がふやけた状態（浸軟）になり、脆弱な皮膚は炎症や蜂窩織炎を来しやすくなります。リンパ漏のケアで大切なのは**皮膚をできるだけ浸軟にさせておかない**ことです。「周囲を滲出液で汚染させないように」と、たくさんのガーゼやパッドで覆うのではなく、常に皮膚に清潔で乾いたガーゼやパッドを当てておくよう、交換の回数を増やすことが必要です。

《ケアの方法》
① リンパ漏が多少あっても、炎症の徴候がない場合

炎症にならないようにスキンケアを行い、できるだけ早くリンパ漏を改善することが

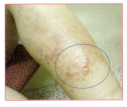

リンパ小疱　　　リンパ水疱

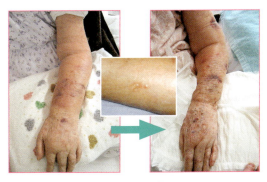

【脆弱な皮膚の状態（リンパ漏なし）】　【リンパ漏になった後の状態】

図 4-7 ● リンパ漏の例

大切です。

- 患部を清潔にし（p.50参照）、清潔なガーゼやギャザーなどの凹凸がないパッドを当ててから、脆弱な皮膚が直接、包帯などで傷つかないように、全体を柔らかい布やガーゼなどで包み、軽く圧迫しながら、弾性包帯を巻きます。この時、包帯がたわむことで皮膚に機械的刺激がかかり、周囲の皮膚を傷つけてしまいます。そうならないように注意して巻きましょう。周囲は全身ミルキーローションなどで保湿ケアを行います。
- 炎症を起こしていなければ、リンパ漏を生じている局所以外は、MLDを行うことができます。MLDをした後は滲出液が多く出るため、施術後は必ず、ガーゼやパッドの内側が濡れていないか、皮膚が浸軟していないかを確認し、必要であれば再度、ガーゼやパッドを交換しましょう。

② リンパ漏があって、炎症の徴候がある場合

すでに炎症の徴候（発赤などの色調の変化・熱感・腫脹など）がある場合は、MLDや圧迫療法を休止し、発見と同時に、主治医に診察してもらいましょう。

自壊創がある場合のケア

乳がんや婦人科がんの患者さんで局所再発や皮膚転移している場合などに、自壊創がみられます（図4-8）。自壊創からの血液や滲出液が長時間皮膚に付着していると、周囲の皮膚も浸軟となり、炎症や感染症を来すことがあります。炎症や感染を来すと痛みや敗血症をもたらす可能性があります。さらに患者さんは、自壊創の独特の臭いやその処置に苦悩します。

自壊創のケアは今以上にひどくしないことが基本です。自壊の進行を防ぐことは難しいのですが、適切なケアを行うことで、症状をできるだけ最小限にとどめ、患者さんの苦痛もやわらげることができます。

ケアの方法

① 洗浄

自壊創は不潔創です。1日1回、石鹸をよく泡立て、その泡で創全体を覆い、1～2分置いてから、愛護的に洗い、人肌程度のたっぷりのお湯で十分に流します。普通のお湯でしみて痛い場合は、人肌程度に温めた生理食塩水を使用して行うとよいでしょう。

1日数回パッド交換をする場合、そのつど石鹸を使用して洗浄すると、かえって皮膚に過剰な刺激となったり、皮脂が取り除かれすぎて、乾燥しすぎることがあります。湯を使用した洗浄は1日1回とし、あとのパッド交換は、全体の汚れや滲出液を温かいタオルやガーゼでやさしく拭き取り、自壊創周囲の汚れや滲出液は大綿棒やティッシュに油性清浄剤のサニーナ®（アズノール®軟膏と同じ作用あり）を吹きかけ、そっと拭くようにします。

② 皮膚の保護

- 炎症徴候がある場合：その箇所にのみ、消炎と保護効果のあるアズノール®軟膏を薄く塗ります。

- 滲出液がある場合：滲出液による浸軟がある皮膚にはプロペト®（精製された白色ワセリン）を使用します。油性製材で、滲出液により流されず、皮膚を保護・保湿する効果があります。プロペト®は他の薬剤と混ぜて使用でき、不純物が少なく、刺激が少ないものです。白色ワセリンが固形軟膏状で、べたべたと皮膚に固着し、洗浄しても残りやすく、感染や症状をこじらせる誘因となりやすいのに対し、プロペト®は透明

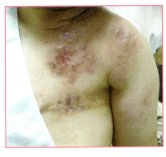
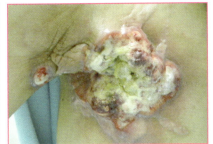
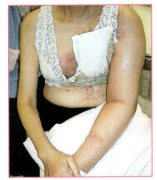

図 4-8 ● 自壊創

でトロッとしたみずみずしい性状で、パッドやガーゼへの固着が少なく、速やかに洗浄でき、使いやすいのが特徴です。パッドやガーゼが当たっている場所にはプロペト®を塗り、周囲の皮膚には保湿剤をたっぷり塗っておきましょう。

③　浸軟予防

滲出液で湿ったパッドやガーゼが長時間皮膚に密着していると、浸軟となり、さらに症状を悪くします。

自壊創がある場合のケアのポイントは**皮膚ができるだけ滲出液で濡れていない状態にしておく**ことです。

滲出液が出ている局所に、吸収された液体が皮膚に逆戻りしない素材で、さらに臭いも吸収する"薄型・微量用の尿漏れパッド"（パンティライナーのようなもので、30〜150ccくらいまで吸収するものが各種あります。薬局やドラッグストアで購入できます）や、ギャザーや凹凸が少ない"薄型の生理用ナプキン"などを使用するとよいでしょう。

交換の大変さや周囲の汚染を気にして、パッドやガーゼなどの「当て物」を多くしがちですが、滲出液でびしょびしょになった当て物はそれ自体が重みとなり、さらに長時間皮膚に押しつけていることで浸軟の範囲が増えます。

症状が早く改善できれば時間のかかるケアを継続して行わなくてもすみます。薬剤を変えたりケアの方法を複雑に工夫する前に、発想を切り替え、同じ時間をかけるならできるだけシンプルに「**皮膚をできるだけ乾いた状態に保つ**（こまめにパッド交換する）」ことをおすすめします。それでも周囲を汚染するくらい滲出液が多い場合は、上記のパッド類の上に、ギャザーなどの凹凸がなく、滲出液が皮膚に逆戻りしない紙おむつなどを軽く当てておきます。

当て物が汚れているかどうかをチェックする際は上層ガーゼだけでなく、皮膚に密着している部分が滲出液で濡れていないかも確認しましょう。

④　出血している場合

自壊創からの出血が毛細血管であれば圧迫により止血できますが、大きな静脈や動脈から出血している場合、だんだんと止血が困難になり、生命の維持を脅かす危険性があります。また、出血が続くことは患者さん自身やご家族にとって大きな不安やストレスとなります。したがって「**できるだけ出血させない**」ことが大切です。日ごろのケアでは、

・ガーゼやパッドはできるだけ固着しない素材を選ぶ
・ガーゼやパッドが血液で固着している場合は、無理にはがさず、お湯などで湿らせたり、サニーナ®を塗布し、そっとはがすよ

うにする
- 固定するテープはできるだけ刺激の少ないものを使用し、皮膚には必要最小限の範囲でつけるようにする
- シャワーをかける際は強い刺激にならないよう、水量を調節したり、手で一度受けて刺激をやわらげてからかけるようにする
- 自壊をしている局所や自壊をしそうな場所をぶつけないように保護する

などの工夫をし、患者さんやご家族にも指導しておきましょう。

- 出血が多い場合：患者さんのADLに支障を来し、生命の維持を脅かす危険がある場合、「モーズ軟膏」（主成分：塩化亜鉛）を使用することがあります。これは基底細胞癌および表在性腫瘍の止血や腫瘍組織の除去などの化学的デブリドマンを目的に使用する薬剤で、腫瘍の除去とそれに伴う止血・滲出液の抑制や二次感染による悪臭の軽減に有効で、主成分の亜鉛には殺菌作用があります。

モーズ軟膏は皮膚科医の処方により院内で調剤・使用されます。1回の使用に最低60分、精通した皮膚科医による処置が必要です。薬剤を使用することによる痛みやリスクがあります。使用に当たっては慎重な検討と対応をおすすめします。

近年、自壊創に対する処置方法は多様化しています。滲出液が多くなってきたり、出血している（しそうな）ことに気づいたら、皮膚科医や皮膚・排泄ケア認定看護師に早めに相談し、協働されることをおすすめします。

医療徒手リンパドレナージ

医療徒手リンパドレナージ（Manual Lymph Drainage；MLD）は、何らかの原因でリンパの流れが阻害されてしまった部位を迂回して、活動しているリンパ節にリンパ液を誘導するマッサージ療法です。

なぜMLDは必要なの？

患者さんの浮腫のある部位を見て、その局所だけを何とかしようとケアしていませんか？

リンパ浮腫はリンパ管やリンパ節の問題により生じているため、浮腫がある部位だけをいくらマッサージしてもケアの効果は得られません。リンパの流れは最終的には静脈に戻ります。阻害された流れを迂回する道をつくり、さらに身体全体のリンパの流れをよくすることで静脈に戻りやすくします。

MLDによってこの状態ができてから圧迫療法や運動療法を行うと、より効果的に浮腫を維持・軽減することができます。

どのようにケアすればいいの？

リンパ浮腫の原因は人によって異なり、浮腫の状態や進行状況、ケアの効果には個人差があります。そのため、MLDが患者さんの全身状況に大きな影響を及ぼすということを、医療者は知っておかなければなりません。

患者さんの病状・既往歴なども考慮し、特に「禁忌」（下記参照）は必ずチェックして、きちんとアセスメントした上で、ケア計画を立てましょう。

MLDの禁忌

原則的な禁忌（一般禁忌）

①感染症による急性炎症（蜂窩織炎など）
②心性浮腫・心不全
③下肢静脈の急性炎症（急性期の深部静脈血栓症、急性静脈炎など）

※①、③は急性期を過ぎれば、医師の許可のもと、治療を再開することができます。

局所的な禁忌

以下は一度でも既往があれば、生涯「やってはいけない場合」（禁忌）と考えます。

① 頸部のMLDをしてはいけない場合
 ・甲状腺機能亢進症
 ・頸動脈洞症候群
 ・重篤な不整脈などの頸部の急性疾患
 ・血圧昇降やホルモン分泌の急激な変化が危惧される場合
 ・65歳以上の高齢者（相対的な禁忌）
 ……など

② 腹部深部のMLDをしてはいけない場合
 ・腹部の急性・慢性疾患がある場合
 ・生理中や妊娠中の場合
 ・腹腔内の手術後

・大動脈瘤の既往がある場合
・腸閉塞の既往がある場合
・骨盤内静脈血栓症の既往のある場合
・放射線療法後
・放射線性腸炎、放射線性膀胱炎を来したことがある場合
・てんかんの既往がある場合
・65歳以上の高齢者（相対的な禁忌）
……など

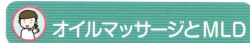 オイルマッサージとMLD

オイルマッサージもMLDも、ともに脈管系に働きかける求心性のマッサージ方法ですが、その用途や目的は異なります。リンパ小疱（水疱）やリンパ漏、真菌感染症などがみられず、皮膚状態が良好である場合には、両者を併用し、アロマオイルを用いてリンパドレナージを行うことも可能です。その際のマッサージの手順は、

 医療用と美容用のリンパドレナージの違い

　最近、美容界（エステなど）や医療の中で、リンパうっ滞を軽減させる方法として「リンパドレナージ」が注目されるようになりました。しかし、<u>両者の目的や適応は異なります</u>。
　医療用と美容用のリンパドレナージは、明確に区別される必要がある"技術"です。私たち医療者が、医療目的と美容目的のリンパドレナージの違いを理解し、患者さんにも明確にお伝えしましょう。

＜エステなど、美容界で行われているリンパドレナージ＞
・リンパの流れに障害のない方に、美容目的で行うマッサージのこと
・身体にとって、元来の正常なリンパ還流に沿ってマッサージすることで、リンパ液のうっ滞を軽減させる方法

＜リンパ浮腫治療の専門施設（治療院）や病院（病棟やリンパ浮腫外来）など、医療の中で"治療"を目的として行われているリンパドレナージ（MLD）＞
・疾患の治療の後遺症や副作用、がんの再発や転移などによりリンパ管が閉塞や狭窄し、リンパの流れ自体に障害がある方に、医師の指示のもと医療における<u>"治療"を目的として行うマッサージのこと</u>
・原発性リンパ浮腫・続発性のリンパ浮腫の場合、適応と禁忌を見極めずにマッサージを開始すると、健康状態に悪影響をもたらしたり、患肢の周囲や皮膚の軟らかいところなどに浮腫を発症させる危険性があります。よって、医療の中では、浮腫の程度にかかわらず、専門的に行われる必要があります

　MLDでは医師や専門的な知識と技術を習得したセラピストに相談し、協働しながら治療・ケア・患者指導を行うことが大切です。必ず、適応と禁忌、その時の患者さんの身体や心の状態を確認してから行いましょう。

第5章「症例で学ぶリンパ浮腫のケア」(p.85〜)を参照してください。

　ただし**皮膚疾患を伴う場合には、禁忌となることもあります**ので、十分な配慮と注意が必要です。

オイルマッサージ

　オイルを滑剤として用い、皮膚にまんべんなく塗布しながら、皮膚の表層および深部に対して刺激を与えます。血液の流れを改善することにより、新陳代謝を活性化させ、老廃物の排出を促します。アロマオイルを用いることにより、精油の成分による効果も加わります。

MLD

　表在性のリンパ管系に働きかけるようにすすめていくため、かける圧は必然的にやわらかくなります。基本的には滑剤を用いず、直接皮膚に手を当てて、皮膚をゆっくりと伸張させるようにします。この際に、もちろん血液循環にも影響を与えますが、筋層深部に対する局部的なアプローチは少ないといえます。リンパ浮腫による過剰な水分貯留や皮膚肥厚、脂肪組織の増加など、個々の浮腫の症状に対応するためには、やわらかい圧加減の中にもさらにいくつかの刺激の段階が求められます。

MLDのポイント

"皮膚をできるだけ、やさしく・有効に、動かしましょう"

① 適切な排液方向へ流しましょう

上肢は「反対側の腋窩リンパ節と患肢側の鼠径リンパ節」へ

下肢は「患肢側の腋窩リンパ節」へ

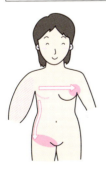
【右上肢リンパ浮腫】

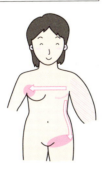
【左上肢リンパ浮腫】

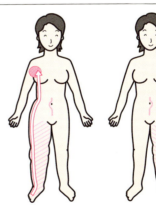
【右下肢リンパ浮腫】　【左下肢リンパ浮腫】

② できるだけ広範囲の皮膚に対して行いましょう
③ 手のひらを直接皮膚にしっかり密着させて行いましょう
④ 手のひらに均等に、軽い圧力をかけて行いましょう
⑤ 3秒に1回くらいのゆっくりとしたペースで行いましょう

"ほぐし手技"をしよう！

　皮膚が硬くなった浮腫を軟らかくするには、まずMLDで「道」をつくり、硬い場所を"ほぐし"、それから貯留したリンパ液を「道」を通して、排液させます（図4-9）。

　"ほぐし手技"は、いきなり局所の硬い浮腫をぐいぐいと揉みほぐすのではなく、硬い浮腫の体幹に近い部分の縁に指先を置き、ゆっくりと、痛くないように、"紙粘土を柔らかくするように"行います。この時、指の圧や局所的な圧はかけず、関節を動かしながら、指の腹や手掌全体を密着させて行うと効果的です。

　セルフケアができる患者さんには、生活の中でテレビを見ながらなど、合間をみて"ちょこちょこ"と行う「くせ」をつけるように指導するとよいでしょう。

　人の手や肌のぬくもりは、互いの心を癒し、苦痛をやわらげます。ほぐし手技の中には、手掌全体を密着させ、のせておくだけで、その手の重み（圧力）で皮膚をほぐす方法もあります。この方法は患者さんの循環動態や皮膚への刺激が少ないため、終末期の患者さんにも行います。行う側の負担も少なく、簡易にできる方法ですので、ご家族に紹介するとよいでしょう。

【上肢へのほぐし手技】※患者さん自身が行う時

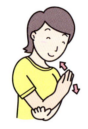 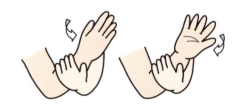

①健側の手のひらを硬い浮腫の局所に密着させたまま、肘の曲げ伸ばしをしながら、ゆっくりとグーパーする

②健側の手のひらを硬い浮腫の局所に密着させたまま、皮膚自体はずれないように腕をゆっくりと動かす

【下肢へのほぐし手技】※看護師や家族が行う時

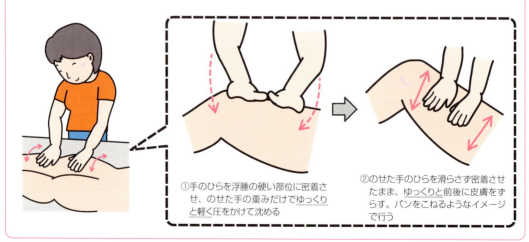

①手のひらを浮腫の硬い部位に密着させ、のせた手の重みだけでゆっくりと軽く圧をかけて沈める

②のせた手のひらを滑らさず密着させたまま、ゆっくりと前後に皮膚をずらす。パンをこねるようなイメージで行う

図4-9● ほぐし手技

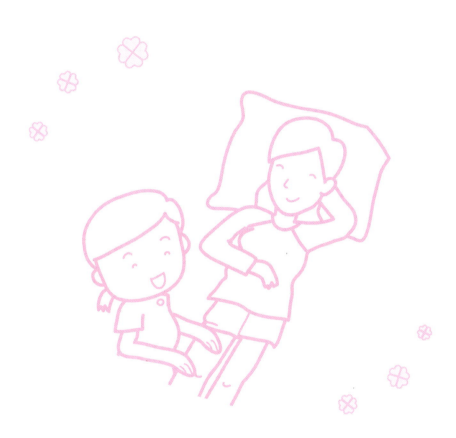

看護師（家族）が行う

上肢のリンパドレナージ

◆ 左上肢の場合（例）

※患者さんが自分自身で行うセルフマッサージについてはp.106～107参照のこと

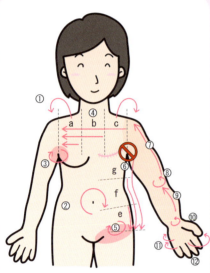

🚫 手術をした創と、手術をした側のわきの下はマッサージしてはいけないところです

I. 前処置：座位または仰臥位

全身のリンパ節の流れを活性化するために、マッサージの前に必ず、肩回しと腹式呼吸を行います。自分でできない患者さんの場合、看護師が介助して行います。

① 肩回し：10回
両肩をゆっくり後ろに大きく、動かすように行います。

② 腹式呼吸：5回
手のひらを軽く恥骨部にのせ「鼻からゆっくり息を吸ってお腹を膨らませるようにして、少しずつ全部、しっかり息を吐き出す」よう、声をかけながら行います。

③ 右腋窩のマッサージ：20回
右腋窩に手のひらを密着させ、くぼみの奥にある**腋窩リンパ節に向けて**ゆっくりと皮膚をずらすように円を描きます。

④ 前胸部のマッサージ：各5回
右から左の前胸部を、a：右鎖骨の下、b：中央、c：左鎖骨の下と3分割し、aから順に**右腋窩リンパ節に向けて皮膚をずらす**ようにします。

⑤ 左鼠径部のマッサージ：20回
左鼠径部に手のひらを密着させ、そのままくぼみの奥にある**鼠径リンパ節に向けて**ゆっくりと円を描きます。

⑥ 左体側面のマッサージ：各5回
左体側面を、e：腰の部分、f：ウエスト部分、g：胸の横の部分と3分割し、eから順に**左鼠径リンパ節に向かって皮膚をずらす**ようにします。

II. 患肢（左上肢）のマッサージ：側臥位か座位

⑦ 上腕のマッサージ：各5回
上腕全体を両手で包むようにし、「肩先」に向けてゆっくり皮膚をずらすようにします。後面も行いましょう。
硬くなっている部分は、痛みを与えないように気を付けながら軽く手をのせ、前後に皮膚をずらしたり、軽く皮膚を持ち上げて5本の指全体でゆっくり押すなどの

方法でほぐしましょう。

⑧ 肘（内側・外側）のマッサージ：各10回

「内側」は肘の中央のくぼみに手を乗せ、肘を軽く動かしながら**「肩先」**に向けて、ゆっくり円を描きます。

「外側」は手でくるむようにし、**「肩先」**に向けてゆっくり、円を描きます。

⑨ 前腕のマッサージ：各5回

前腕全体を両手で包むようにし、**「肩先」**に向けてゆっくり皮膚をずらすようにします。後面も行いましょう。

⑩ 手関節（内側・外側）のマッサージ：各10回

まず「内側」に手のひらをのせ、軽く動かしながら**「肩先」**に向けて、ゆっくり円を描きます。「外側」も同じように行います。

⑪ 手掌と手背のマッサージ：各5回

手で挟むように包み**「肩先」**に向けて円を描くようにします。手掌や手背の骨と骨の間が硬く張っている時は、その間に看護師の指の腹を密着させ、そのまま患者さんの手指関節を動かし1カ所ずつやわらかくほぐします。

⑫ 手指のマッサージ：各5回

浮腫がなければ全部の指を手で挟むように包み、**「肩先」**に向けて円を描きます。

浮腫があれば、看護師の指の腹を密着させ、そのまま手指の関節を軽く動かし、1本ずつやわらかくほぐします。患者さんやご家族にも指導しましょう。

Ⅲ. 後処置（前面・後面）各3回：座位か側臥位

前面：左手指先→左肩先→④でつくった道を通り、**右腋窩へ**、止めずにゆっくり3回さすります。

後面：**左手指先→左肩先→右腋窩に向けて**と、左手指先→左肩先→左腋窩後面→⑥でつくった道を通り、**左鼠径部に向けて**、止めずにゆっくり3回さすって終了です。

＊ご家族の協力が得られる方は、背中側も同じように行ってもらうとより効果的です。

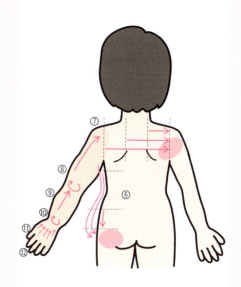

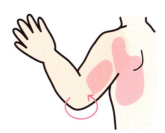

赤い部分がリンパ液がたまりやすい部分です。
指の腹を密着させゆっくり皮膚をずらしましょう。

DVD参照

看護師（家族）が行う

下肢のリンパドレナージ

◆ 左下肢の場合（例）

※患者さんが自分自身で行うセルフマッサージについてはp.108～109参照のこと

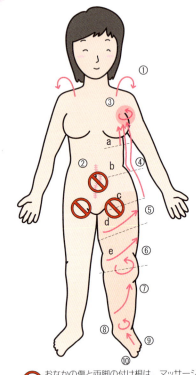

🚫 おなかの傷と両脚の付け根は、マッサージしてはいけないところです

I．前処置：座位または仰臥位

① 肩回し：10回
両肩をゆっくり後ろに大きく動かすように行います。

② 腹式呼吸：5回
手のひらを軽く恥骨部にのせ「鼻からゆっくり息を吸ってお腹を膨らませるようにして、少しずつ全部、しっかり息を吐き出す」ように声をかけながら行います。

③ 左腋窩のマッサージ：20回
左腋窩に手のひらを密着させ、くぼみの奥にある**腋窩リンパ節に向けて**ゆっくりと皮膚をずらすように円を描きます。

④ 左体側面のマッサージ：各5回
左下肢側の体側面を3分割し、a：胸の横の部分、b：ウエスト～腰の部分、c：足の付け根の外側あたりとします。aから順に**左腋窩リンパ節に向かって**皮膚をずらすようにします。

II．患肢（左下肢）のマッサージ：仰臥位（または側臥位）

⑤ 大腿のマッサージ：各5回
最初に、手のひら全体で大腿をはさみ、ゆっくり左右に大腿全体をゆするようにします。

大腿から膝までを2分割し、d：鼠径部側、e：膝側とします。dから順に大腿部全体を、まんべんなく**「足の付け根の外側（腰殿部の外側）」に向けて**皮膚をずらすようにします。

硬くなっている場所には、痛くないよう気をつけながら、軽く手をのせ、前後に皮膚をずらしたり、軽く皮膚を持ち上げ、5本の指全体でゆっくり押すなどの方法で、やわらかくほぐします。

⑥ 膝と膝裏（膝窩リンパ節）のマッサージ：5回・10回
膝は全体を両手で包み、「**足の付け根の外側**」に向けて、ゆっくり、円を描きます。

膝裏は、手のひらを上に向けるように当て、皮膚を軽く押し込むようにそのまま**足の付け根の外側に向けて**ゆっくり円を描きます。

⑦ 下腿（前面・後面）のマッサージ：各5回

前面は、全体を両手で包み、**「足の付け根の外側」に向けて**ゆっくりと皮膚をずらすようにします。

後面は、両手に下腿を乗せるように当て、**膝裏（膝窩リンパ節）に向けて**、ゆっくり皮膚をずらすようにします。

⑧ 足関節（前面・後面）のマッサージ：各5回

前面は手のひらを足関節上にのせ、足関節自体を動かしながら**「足の付け根の外側」に向けて**、ゆっくり円を描きます。

後面は両手にアキレス腱の部分をのせ、**膝裏に向けて**円を描くようにします。

⑨ 足背と足底のマッサージ：各5回

浮腫がない場合、足背や足底は手で挟むように包み、**「足の付け根の外側」に向けて**円を描きます。

足背や足底の骨と骨の間が硬くなっている場合、足背や足底の骨と骨の間に指の腹を密着させ、そのまま足趾の関節を動かし、やわらかくほぐします。

⑩ 足趾のマッサージ：各5回

浮腫がない場合、手で全体を挟むように包み、**「足の付け根の外側」に向けて**円を描きます。

浮腫がある場合は、指の腹を密着させ、そのまま足趾の関節を軽く動かして1本ずつやわらかくほぐしましょう。

⑪ 腰殿部のマッサージ：各5回（腹臥位または側臥位）

殿部の中央から体側面に向けて、皮膚をずらすようにします。

Ⅲ．後処置（3回）：腹臥位（または側臥位）

足の指先から足の付け根の外側を通り、**左腋窩リンパ節に向けて**止めずにさすりあげます。

＊ご家族の協力が得られる方は、背中側も同じように行ってもらうとより効果的です。

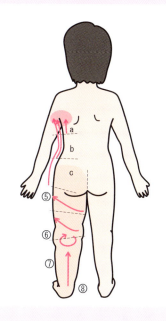

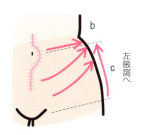

④'下腹部のマッサージ
皮膚をずらすようにやさしくbに向かってさすり、さらに左腋窩に向かってさすります。

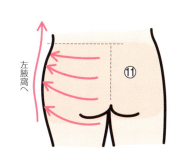

圧迫療法

皮膚や皮下組織に無理な刺激を与えないように、基本的にはMLDを行って浮腫が軽減し、軟らかくなった状態にした後に行います。

また、患者さんから痛みやしびれを感じると言われた場合は、着用を一時休止し、早めに医師の診察を受けるようにしましょう。

なぜ圧迫療法が必要なの？

症状に対して安易に弾性スリーブや弾性ストッキングなどの弾性着衣を使用したり、弾性包帯を皮膚に直接巻いたりしていませんか？

圧迫療法は複合的理学療法の4本柱の中でも、浮腫を軽減する効果が高く、原則として不可欠な治療法です。リンパ浮腫の患者さんの浮腫は、MLDにより軽減して軟らかくなっても、何もしなければ時間とともに重力がかかり、またマッサージ前と同じ状態に戻ってしまいます。要するに、マッサージだけを一所懸命に行っても、圧迫療法をしなければ良好な状態を維持するのは難しいということです。

そこで適切な圧迫療法によって、重力に抵抗するように調整した圧をかけ、同じ状態に戻らないようにすることが必要なのです。

圧迫療法の禁忌

原則的な禁忌（一般禁忌）

①感染症による急性炎症（蜂窩織炎など）
②心性浮腫・心不全
③末梢の閉塞性動脈硬化症　……など

相対的な禁忌

①高血圧
②狭心症
③不整脈
④強皮症
⑤慢性関節リウマチ
⑥ズデック症候群
⑦糖尿病
⑧麻痺・寝たきりなどの感覚障害がある場合
⑨乳幼児（症状緩和として状況によって可能）
　……など

どのようにケアすればいいの？

安全で適切なケアのために、看護師は「むくんでいるから弾性ストッキング」「とりあえず、あるものでやればいい」という認識や判断で行ってはなりません。その適応や目的、治療限界、禁忌などをきちんと理解し、実施前に必ず、医師や専門のセラピストへ相談しましょう。

どんな種類や方法があるの？

圧迫療法には、弾性包帯を用いる方法（図4-10）と、弾性着衣（図4-13、14）を着用する方法の2種類があります。積極的に浮腫を軽減・改善したい場合には弾性包帯法が必要不可欠と

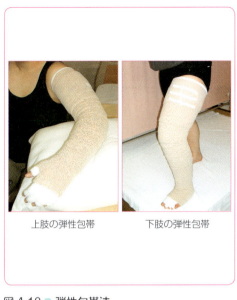

上肢の弾性包帯　　下肢の弾性包帯

図 4-10 ● 弾性包帯法

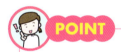

図 4-11 ● 不適切な弾性包帯法によるトラブルの例

なりますが、無理な弾性包帯法や、症状やサイズに合わない弾性着衣の着用（p.74）は、皮膚や皮下組織を傷つけ、浮腫や症状を増強させ、炎症の原因となる危険性があります（図 4-11）。

複合的理学療法で行う圧迫療法では安全性が最優先に考えられており、弾性包帯法に用いられる包帯の1つひとつやその巻き方、弾性着衣の素材や種類のすべてに、それを選んだ"意味・理由"があります。正しく理解し、適切に行いましょう。

弾性包帯法

目的：浮腫を"軽減・改善・維持"する
特徴：不均等に硬い浮腫の箇所に合わせて、"圧が調節できる"

具体的な弾性包帯法については、p.70～73 をご参照ください。

弾性包帯法をするとその分、厚みや重みが増します。着てきた洋服や靴が入らなくなったり、下肢の場合、歩きにくかった足が包帯をするとさらに動かしにくくなるため、つまずいたり転んだりしやすくなります。

包帯を巻いた後を考え、患者さんにこのことを注意するように伝えるとともに、2まわりほど大きなサイズの衣服や履き物（ヒモやマジックテープなどで幅が調節できるスニーカータイプのものがよい）を用意してもらいましょう。

POINT

弾性包帯法のポイント

- 包帯はぐいぐいときつく巻くのではなく、できるだけ"密着"させて巻きましょう
- しわは極力つくらないようにしましょう
- 圧を均等にかけて巻きましょう
- 包帯の種類・本数・順序は正しく巻きましょう
- 弾性包帯が直接、皮膚に当たらないようにしましょう
- 包帯は金具の包帯止めや挟み込み、結び止めなどをして止めるのではなく、必ずテープで止めましょう
- 循環障害がないかそのつど確認しましょう

上肢の弾性包帯法（左上肢の場合）

① スキンケア：皮膚の状態を確認した後、たっぷりと保湿剤をらせん状に塗ります

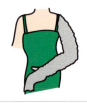

② 筒状包帯：皮膚を守るために上下10cmほど長くカットします。手首側に親指を通す穴を開け、折り返します

③ 指包帯：親指側から巻き始めます。手首を一周し親指に向かいます

④ 爪の生え際から始めて指の付け根に向かって3周ほど巻き、手首に戻ります。包帯がよじれないように気をつけます

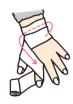

⑤ 人差し指も同じように巻きます。この時可動域確保のため指を"パー"の形に開いてもらいます

⑥ 同様に小指まで巻きます。1本目は中指ほどで巻き終わることが多いので（個人差あり）、2本目を補充します

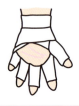

⑦ 指包帯を巻き終わりました。手のひらから見た状態です

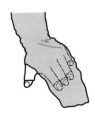

⑧ 筒状包帯を戻します。親指を②で開けた穴から出しておきます（穴は広がりやすいので1cm程度カットします）

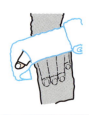

⑨ パッティング包帯：親指から巻き始めます。先端が手のひらを覆う程度の位置に1cm程度穴を開け、親指を通します

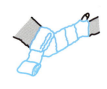

⑩ 肘の内側は傷つきやすいので2～3重に折り重ねて当てます

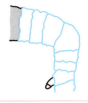

⑪ 腕の付け根（腋窩）まで巻き終わりました

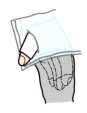

⑫ ロールスポンジ：親指の付け根から巻きます

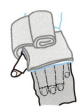

⑬ 密着させるようになでつけながら巻きます

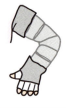

⑭ 腕の付け根（腋窩）まで巻いたら、上下の筒状包帯を折り返します

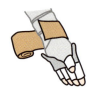

⑮ 6cm弾性包帯：手首から巻き始めます

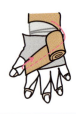

⑯ 指を"パー"と開いてもらい、包帯の上端を指の付け根に揃え手首から親指と人差し指の間を通るように巻きます

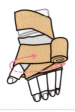
⑰ 1周回したら親指の外側を回って小指の付け根に合わせて巻きます

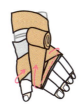
⑱ 次に親指と人差し指の間を押さえるように閉じます

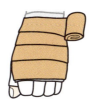
⑲ 手首までを巻き終えたら手を"グー"にしてもらい、看護師の体に当て力を入れてもらいながら手首の上を巻いていきます

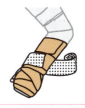
⑳ 8cm弾性包帯：6cm弾性包帯の巻き終わり向きと同じに合わせ、手首から巻き始めます

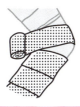
㉑ 肘は内側にクロスをつくるように巻きます。看護師の体に拳を押し当て肘関節を軽く曲げ肘頭に包帯がかからないように巻きます

㉒ 最後に肘頭を覆います。その後腋窩まで巻きます

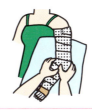
㉓ 8cm弾性包帯を腋窩まで巻き終えたら両手で全体の圧を確認します

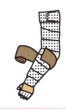
㉔ 10cm弾性包帯：8cm弾性包帯の巻き終わり向きと同じに合わせ、圧の弱い（軟らかい）所から巻きます

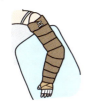
㉕ すべて巻き終わりました

㉖ **全体のチェック**：巻きが強すぎないか、痛みやつらいところがないか、肘を曲げて口元まで運べるか、循環状態もチェックします

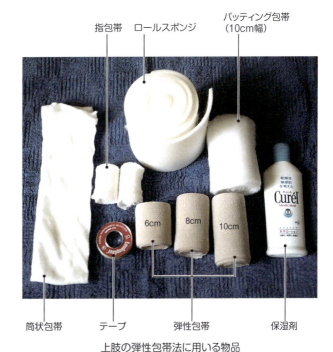

上肢の弾性包帯法に用いる物品

圧迫療法

下肢の弾性包帯法（左下肢の場合）

① スキンケア：皮膚の状態を確認し、たっぷりと保湿剤をらせん状に塗ります

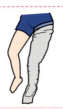
② 筒状包帯：皮膚を守るため、足先から足の付け根まで付けます。上下10cmほど長くカットします

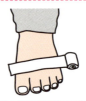
③ 指包帯：筒状包帯を足の甲まで折り返し、指包帯を巻き始めます

④ 親指側に指包帯を当て、親指から巻き始めます

⑤ 爪の下を目安に圧はかけず密着する程度に2周巻きます

⑥ 2周巻き終えたら足背を通し、小指側へ行き、足底を通り、親指側へ戻ります

⑦ 親指と同じように人差し指を巻きます

⑧ 薬指まで同様に巻きます。小指は症状がない場合には除いてもかまいません

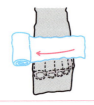
⑨ 10cmパッティング包帯：筒状包帯を元に戻し、上端を指の付け根に合わせます

⑩ パッティング包帯は小指側から巻き始め、膝下まで巻きます

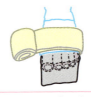
⑪ ロールスポンジ：上端を指の付け根に合わせ小指側からできるだけ密着するように巻いていきます

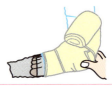
⑫ アキレス腱部分にできるスポンジのたるみは内側に折り込み巻きます

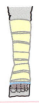
⑬ 膝下までロールスポンジを巻きました

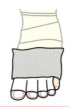
⑭ 筒状包帯を足の甲の方へ折り返します

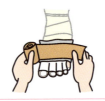
⑮ 6cm弾性包帯：上端を指の付け根に合わせ、小指側から巻き始めます

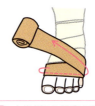
⑯ 小指側から足背を通り足首に向かい、なでつけるように巻いていきます

⑰ 足首を一周した後、再度足背と足底を通り、足首に戻ります

⑱ 少しずつ包帯の位置をずらし麦穂のように巻いていきます。これを2〜3回繰り返します

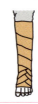
⑲ 足首が巻けたらそのまま膝下まで、包帯を密着させながら巻きます

⑳ 8cm弾性包帯：上端を指の付け根に合わせ6cm弾性包帯の巻き終わり向きと同じに合わせ巻き始めます

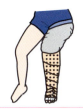
㉑ 膝下まで巻きます。この時、ロール包帯が巻いてある端以上に巻かないようにします

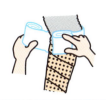
㉒ 15cmパッティング包帯：患者さんに立ってもらいます。傷つきやすい膝窩にパッティング包帯を2〜3重折りにして当てます

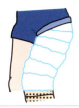
㉓ これ以降は膝の可動域確保のため体重を患肢にかけ屈曲させた状態で足の付け根まで巻いていきます

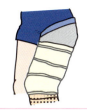
㉔ ロールスポンジ：膝頭から足の付け根まで密着させながら巻き、巻き終えたら足の付け根の筒状包帯を折り返します

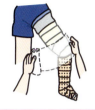
㉕ イディアルビンデ：膝頭を包むように足の付け根まで巻きます

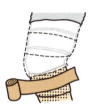
㉖ 10cm弾性包帯：8cm弾性包帯の巻き終わりと同じに合わせ、下腿の途中から巻き始めます

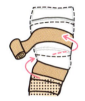
㉗ 膝は膝下から膝窩を通り、膝上に向かいます。そして膝上を横切り膝窩を通し膝下へ戻ります。この状態では膝上は開いています

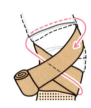
㉘ この状態を後からみると膝窩で弾性包帯がクロスするように巻いてあります

㉙ 開いている膝上の部分を包み、そのまま大腿部へと巻いていきます

㉚ 足の付け根まで巻きます。1本で足りない場合は2本目の弾性包帯を追加し、足の付け根まで、終わりのラインを揃えるように巻きます

㉛ 圧のチェック：巻き終えたら両手で全体の圧をチェックします

㉜ 12cm弾性包帯：10cm弾性包帯の巻き終わり向きと同じに合わせ、踵をもう一度包みその後、圧の弱い所に密着させるようになでつけながら足の付け根まで巻きあげます

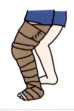
㉝ 全体のチェック：巻きが強すぎないか、痛みやつらいところがないか、膝を曲げてしゃがむことができるか、循環状態もチェックしましょう

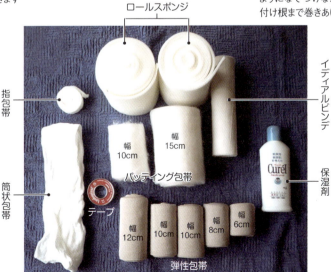
下肢の弾性包帯法に使用する物品

圧迫療法 73

🎀 弾性着衣

> 目的：浮腫を"予防・維持"する
> 特徴：浮腫が軽減した状態の維持が、"簡易"に行える

　リンパ浮腫の治療のための弾性着衣は、患肢の水分貯留や線維化などの状態に合わせ、個別に対応します。弾性着衣はそれぞれ適所に圧力がかかっています。弾性包帯を巻くより簡易な方法なので患者さんには好まれますが、着用の方法が不適切だとよい効果が得られないばかりか、ずれて不快感や痛みを生じたり、皮膚を傷つけ、浮腫の状態を悪くします。

　正しく着用できると患者さんは「気持ちよさ」を実感できます。必ず実際に着用してもらいながら正しい着脱方法を指導しましょう。

① 弾性着衣を選択する時の注意

　患者さんの体調に合わせ、無理のない圧を選びましょう。特に心疾患や高血圧症の既往がある患者さんは無理をしないようにしましょう。身体のサイズや浮腫の形に合った弾性着衣を選びましょう（図 4-12）。

② 弾性着衣の形
【上肢の場合（図 4-13）】

　指先や手背に浮腫がなければ"手関節～腋窩までの弾性スリーブ"のみを使用し、浮腫がある場合は、これに"ミトン"や"グローブ型ミトン"を組み合わせて使用します。

　"手関節～腋窩までの弾性スリーブ"は、上端の仕上げ方により、腋窩までのタイプと、ブラ紐・肩紐付きのタイプの2種類があります。多くの場合、「腋窩までのタイプ」が用いられますが、「ブラ紐・肩紐付きタイプ」は、三角筋下部にかかるように作製されているため、変化のある形状に沿って、よりフィットしやすくなっています。

　ブラ紐・肩紐付きタイプの弾性スリーブには、ブラジャーに固定する形と、肩から胸元へのベルトで固定する形があります。胸元にベルトがかかるのを好まない患者さんもいますので、弾性スリーブの形は、患者さんと相談して決めるとよいでしょう。

　上肢では、浮腫が発症していない場合は、過剰刺激にもなるため基本的に必要ありません。

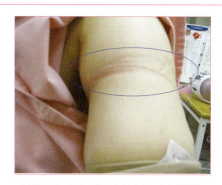
【上腕でくい込み、強い圧迫痕ができた状態】

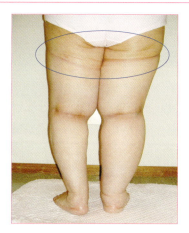
【大腿部で固定するＡＦタイプのストッキングにより強い圧迫痕ができた状態】

図 4-12 ● 不適切な弾性着衣

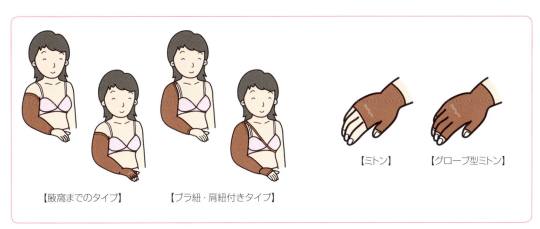

【腋窩までのタイプ】　　【ブラ紐・肩紐付きタイプ】　　【ミトン】　【グローブ型ミトン】

図 4-13 ● 上肢の弾性着衣の形

加藤逸夫監修, 佐藤佳代子著：リンパ浮腫治療のセルフケア, p.120, 文光堂, 2006.

弾性スリーブの着用方法

弾性スリーブをじょうずに着用するコツを以下に紹介します。
※生地を痛めず、着脱をスムースに行うためには、患肢と逆の手にゴム手袋を使用するとよいでしょう。
※脱ぐときは着用と逆の手順でていねいに行いましょう。

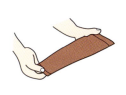

① 弾性スリーブを用意します

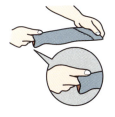

② 袖口を2cmくらい残して中表になるようひっくり返します

③ 袖口2cmの折り返しを残して中表にした状態です

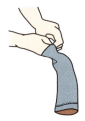

④ 袖口の部分を手関節に通します

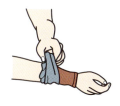

⑤ 手関節を通ったらさらに裏地を上げるようにしながら着用していきます

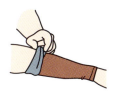

⑥ 肘まで上げます

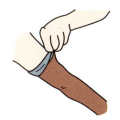

⑦ 裏地を上げながら三角筋の下部に合わせ着用します（※1）

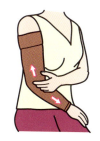

⑧ 全体をさすり、きれいに生地を伸ばします（※2）。患者さんが「気持ちよい」と感じれば終了です

※1　三角筋の上まで着用すると上端のゴム部生地が丸まり、皮膚を傷つけることがあります
※2　肘の内側は特に皮膚が弱く、傷つきやすい場所です。生地がくい込んでいたり、たるんでいたりしないか確認しましょう

圧迫療法

【下肢の場合（図 4-14）】

　婦人科がんや泌尿器がんなどの手術により、骨盤内のリンパ節や鼠径リンパ節を郭清すると、臍部から下（陰部を含む）などに浮腫を生じることがあります。

　一般的にはハイソックス型や、大腿部・鼠径部で固定するストッキング（AF, AG）タイプを使用している場合が多くみられますが、これらはリンパ浮腫の治療として継続的に使用すると、体型変化や下腹部の浮腫を生じさせることがあり、実際には問題を生じやすい形状といえます。安全性を考えると、「両脚パンティストッキング」タイプのものを選択することをおすすめします。

　また、健側の下肢に浮腫が一度も発症したことがない場合、健肢を圧迫する必要はないため、片脚パンティストッキングタイプのものでよいのですが、専門のセラピストがいないところではその選択の判断がつきにくい上、リンパ浮腫のケア用品を専門に扱う業者に注文しないと購入できません。

※「片脚パンティストッキング」は、病院に出入りする医療業者が扱っている「大腿部や鼠径部で固定するストッキング」や「片脚ベルト型ストッキング」とは異なります。

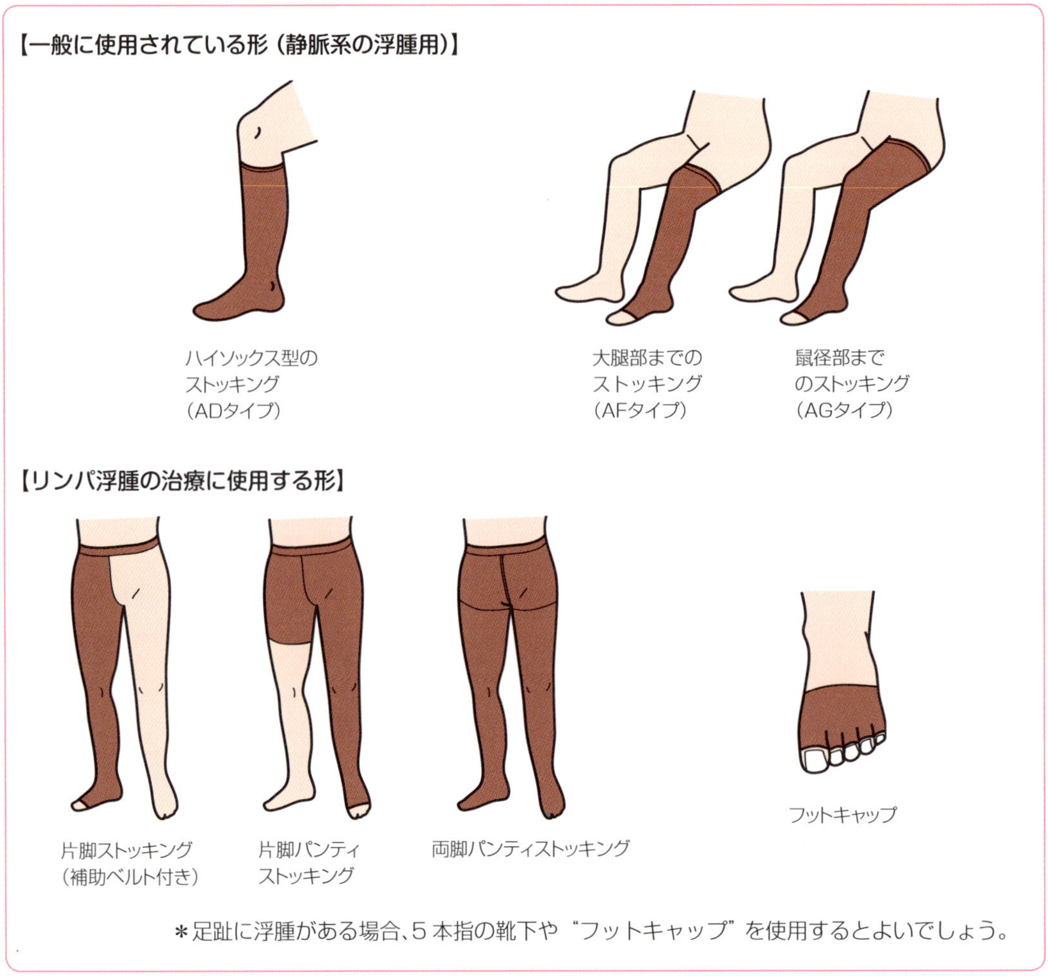

【一般に使用されている形（静脈系の浮腫用）】

- ハイソックス型のストッキング（ADタイプ）
- 大腿部までのストッキング（AFタイプ）
- 鼠径部までのストッキング（AGタイプ）

【リンパ浮腫の治療に使用する形】

- 片脚ストッキング（補助ベルト付き）
- 片脚パンティストッキング
- 両脚パンティストッキング
- フットキャップ

＊足趾に浮腫がある場合、5本指の靴下や"フットキャップ"を使用するとよいでしょう。

図 4-14 ● 下肢の弾性着衣の形

加藤逸夫監修, 佐藤佳代子著：リンパ浮腫治療のセルフケア, p.121, 文光堂, 2006. より一部改変.

弾性ストッキングの着用方法

　両脚パンティストッキング型の弾性ストッキングは、<u>患肢側からはきます</u>。弾性ストッキングをじょうずにはくコツを以下にご紹介します。

　※生地を痛めず、着脱をスムースに行うためには、ゴム手袋を使用するとよいでしょう。

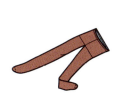

① 弾性ストッキングを用意します

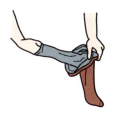

② 全体を裏返し、中表の状態にします

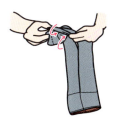

③ 先端を内側に折り入れます

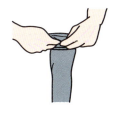

④ 折り入れた先端を広げ、足先を入れる部分を整えます

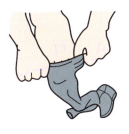

⑤ 広げた部分に足先を入れます

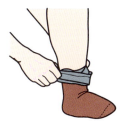

⑥ 生地を外表に返しながら踵まではきます

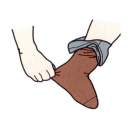

⑦ 踵までしっかりはけたら踵の位置を合わせます

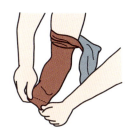

⑧ つま先の部分がきつくないよう、先端の生地を少し引き上げて緩めます

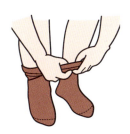

⑨ もう片方の脚も同様にして足首まではきます

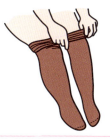

⑩ 片足ずつ膝まで上げます。この時、生地をぐしゃっとつかんで引きずり上げるのではなく、指1本分程度持ち上げながら「後ろを"ぐっ"と前を"すっ"とあげる」ようにします

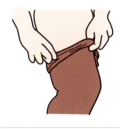

⑪ 膝から上は、生地を指1本程度持ち上げながら上げていきます

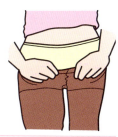

⑫ 同様にして、股上までしっかりと合わせ、両脚ともはきます

圧迫療法

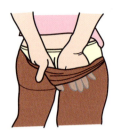 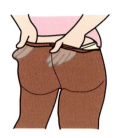 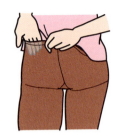 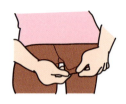

⑬ 殿部側に手を入れ、生地を手のひらの厚みくらい持ち上げながら丸みに沿わせます

⑭ 殿部側の上端をウエストの位置に合わせます

⑮ 腹部側も同様にはき、ウエストの位置で上端を合わせます。下着の足の付け根の部分が鼠径部に重ならないように下着は少し"ハイレグ"気味に持ち上げます

⑯ 内股・鼠径部にくい込んだ切り替え部分を下にずらして形を整えます

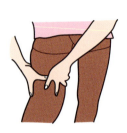 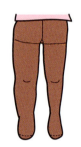

⑰ 全体を数回さすり、生地のしわやたるみ、よれを修正します

⑱ 全体にきれいに生地が伸び、患者さんが「気持ちよい」と感じれば終了です

※脱ぐ時は、着用時と逆の手順でていねいに行いましょう

専門のセラピストによる弾性ストッキングの判断・選択

本来、下肢の弾性着衣は表4-1のように選択します。適切な判断のもとに選択し、使用しないと、かえって炎症を来したり、浮腫の状態を悪くさせる可能性があります。

本書では、選び方の"目安"としてその内容をご紹介します。専門のセラピストに相談して行うとよいでしょう。

弾性着衣の品質保証期間

通常、弾性着衣は3カ月〜半年間の品質保証がされています。これは150回洗濯しても、品質を保証できることを基準としています。リンパ浮腫の場合は、静脈疾患よりも強い圧力のものが必要とされる上、下着同様に用いられるため、実際には保証期間より早く消耗します。

① 古くなって圧迫が弱くなったもの
② 浮腫の程度が変化して、サイズが合わなくなったもの
③ 関節のところに生地がたまるもの
④ 何重にも重ね履きしなくてはならないもの
⑤ 穴があいているもの
⑥ 破れて伝線したもの
⑦ 上端がずりおちてくるもの
⑧ 楽に着脱できるもの
⑨ 着用すると浮腫が悪化してしまうもの

などは、取替え時期かもしれません。まだ十分に使える弾性着衣であれば、穴があいたり、伝線した場合でも手縫いで繕い、使用できます。患者さんには、皮膚への刺激を最小限にできるように、平らに縫い仕上げるように伝えましょう。

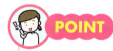

弾性着衣のお手入れのポイント

- 素材の劣化を防ぐために、塩素系漂白剤や柔軟剤、乾燥機の使用を避けましょう。
- 繊維の伸び予防のため、洗濯ばさみで局所的にぶらさげて干さないようにしましょう。
- 洗濯の方法や扱い方法は、素材や繊維の配分により各製品で異なります。患者さんには、商品に貼付してある取り扱い説明書を確認しておくように伝えましょう。

表4-1 ● 弾性ストッキング選択の目安

状　態	選択する形
現在、浮腫は発症していない	過剰刺激になるので使用しない（圧の弱い、パンティストッキングなら可）
浮腫の発症しはじめで、今後、どちらの脚に浮腫が増強するかわからない	両脚パンティストッキング
健側は一度も浮腫を感じたことはなく、現在、片側（患肢）にだけ浮腫がある	片脚ベルト型ストッキングまたは、片脚パンティストッキング（両脚パンティストッキングでも可）
健側は一度も浮腫を感じたことはなく、現在、片側（患肢）と下腹部および腰殿部に浮腫がある	片脚パンティストッキング（なければパンティストッキングでも可）
両側に浮腫がある	両脚パンティストッキング
両側と下腹部、腰殿部に浮腫がある	両脚パンティストッキング

圧迫療法

お手入れと保管方法

　弾性着衣の生地を長もちさせるには、汚れや皮脂、汗などをきれいに落とし、下着と同じように毎日（少なくとも、週に2～3回くらいは）洗濯します。

　基本的には、ぬるま湯で手押し洗いをするか、ネットに入れて洗濯機でゆるめに洗います。洗った後はタオルで軽く水気をとり、直射日光が当たらない風通しのよい場所で陰干しし、使用しない時は、直射日光の当たらない涼しい場所に保管しましょう。

 ## 弾性包帯や弾性着衣は、どこで購入できるの？

　グッズや取り扱いメーカーはいくつかあり、商品の特徴もさまざまです。直接メーカーに問い合わせて購入することもできますが、病院など施設に出入りしている業者があれば依頼できるか聞いてみるとよいでしょう。

〈リンパ浮腫ケア用品の取り扱い業者の例〉
- テルモ株式会社：弾性スリーブ・ストッキング（JOBST）、弾性包帯（コンプリラン）　http://www.terumo.co.jp/
- ナック商会株式会社：弾性ストッキング・弾性スリーブ（メディ）、弾性包帯（ローマン）Tel：06-6448-7581
- 株式会社リムフィックス：弾性スリーブ・弾性グローブ（VENOSAN）　http://www.limfix.com/index.html

 ## 終末期の患者さんの圧迫療法は、どのようにできるの？

　終末期の患者さんは、圧力を加えること自体が身体に大きな負担となり、つらさが増す可能性があります。

　胸水や腹水が貯留していたり、すでに心負荷がかかっていたり、全身衰弱が進んでいる患者さんなどは、胸部症状や呼吸困難を生じやすくなっていることから、圧迫療法の相対的な禁忌として正規の方法の治療適応といえません。

　よって治療は「症状緩和」を目的に、①脆弱な皮膚を傷つけない（保湿と保護の徹底）、②強い圧力を加えないように注意しながら行います。

　具体的には、ゴムの織り込みがなく、綿の素材だけでできている「刺激の少ないガーゼ包帯」を数本、皮膚に軽く密着して巻いたり、皮膚の刺激や圧迫力が少ない素材でできた「チューブ包帯」などを使用して行う方法があります。

【ガーゼ包帯】例：エラストムル包帯
特徴：ゴムの素材が入っていない、綿100％の包帯。皮膚への刺激が少ない。

【チューブ包帯】例：シュラホーバンデージ・レディグリップなど
特徴：綿の素材に細いゴムが全体に入った、筒状の包帯。色々な太さがあり、必要な長さを切って着用したり、違う太さを縫い合わせて着用することができる。

　なお、自力で動けない寝たきり状態の患者さんへの圧迫療法は、適応といえないことがあります。必ず、リンパ浮腫に精通する医師や専門のセラピストに相談し、慎重に評価しながら行うことをおすすめします。

運動療法

運動療法（図 4-15）は長時間同じ姿勢でいる時などにこまめに行うだけでも効果がありますが、MLD で浮腫を軽減させ軟らかくした後に、弾性包帯や弾性着衣を着用したまま行うと、より効果的です。

なぜ運動療法が必要なの？

リンパの流れが筋肉や関節を動かすことで促進されることを**筋ポンプ作用**といいます。運動療法では組織液が貯留している浮腫を皮膚側の弾性包帯や弾性着衣と内側の筋肉ではさむことで、よりリンパの流れが活性化され、効果が上がるのです。

どう進めればいい？

運動療法は手術後のリハビリテーションのように筋肉をつけることが目的ではありません。余計な加重や翌日に疲れや痛みが残るような運動ではなく、無理なく、疲れないように運動量を調節し、楽しみながら行うことが大切です。できるだけ生活に合わせた運動方法を考えて行いましょう。

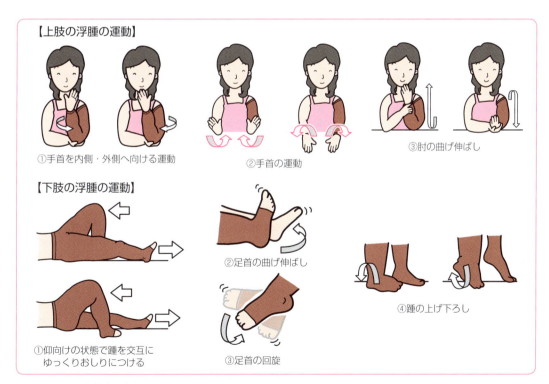

図 4-15 ● 運動療法の例

引用・参考文献：

・加藤逸夫監修，佐藤佳代子著：リンパ浮腫治療のセルフケア，文光堂，2006．
・佐藤佳代子編：リンパ浮腫の治療とケア，医学書院，2005．
・近藤敬子，松尾里香，山本香奈恵，佐藤佳代子編集：あらたな一歩！リンパ浮腫の退院時セルフケア指導，日本看護協会出版会，2013．

第5章

症例で学ぶ
リンパ浮腫のケア

近藤敬子・松尾里香・山本香奈恵
佐藤佳代子

● 症状・部位別のリンパ浮腫ケア

症状・部位別のリンパ浮腫ケア

　がんの進行や再発・転移に伴う浮腫では、循環不全や低蛋白血症などにリンパ浮腫も合併していることがあり、これまでご紹介してきた"リンパ浮腫"のケアとはアプローチの方法が異なります。

　このような場合、複合的理学療法（CPT）では「相対的な禁忌」と考えられます。治療・ケアは、積極的に貯留した間質液を誘導することを主目的とするのではなく、浮腫の腫脹による皮膚の張り感・圧迫感・重圧感などのつらさを緩和させ、リンパ漏や炎症などの合併症を予防するなど、苦痛や苦悩を最小限に過ごせるように「ADL・QOLの維持」に重点を置いた、がん治療の補完的なケア（パリアティブケア）の一環として行います。

　ここでは、それぞれの部位別（疾患別）の特徴を挙げ、状況により異なるケアの考え方やその内容・方法について、フローチャートにしてみました。

がんの進行や再発・転移に伴う浮腫の徴候には

①側副静脈の出現
②リンパ節の腫大
③肩峰部と耳介の距離が短くなっている
④鎖骨上窩部の膨隆
⑤強い痛み・感覚障害・麻痺の出現
⑥皮膚の色や状態の変化
⑦急激な浮腫の症状の変化

などがあります。

終末期の患者さんの場合

　通常、リンパ浮腫は、患肢に滞っている組織液やリンパ液を健康なリンパ節に排液誘導することで、症状をやわらげることができ、終末期の患者さんでも「MLDを受けると気持ちがよくなり、楽になる」という方が多くいます。しかし、中には浮腫が軽減した領域に、施術後間もなく腫脹がみられたり、軽めのMLDであっても体液の移動が腫瘍の浸潤部を刺激し、痛みとも何とも言えない"不快感"を訴える方もいます。この場合は「MLDを控え、軽めに圧迫するのみ」とします。

　圧迫療法で弾性包帯法を行う場合も、患肢を軽めに圧迫するのみにとどめ、無理な圧迫は避けるようにします。圧迫持続時間も数時間ごとに様子をみながら巻きなおしたり、無理のない程度に数回に分けるなどの調整をしながら行うこともあります。

Ⅰ 乳がんによるリンパ浮腫

　乳がんは女性ではもっとも多く、がん細胞の発育自体はゆっくりですが、全身に転移しやすい"がん"です。手術や放射線療法の後も、再発予防のため、繰り返し化学療法やホルモン療法を継続して行う場合が多く、浮腫の発症の有無にかかわらず、患者さんはすでに治療の副作用である、しびれ・感覚鈍麻・指先のぴりぴり感・じんじんする感じなどの神経症状や、下肢に出現した硬い浮腫などに苦悩していることがあります。また浮腫が腕だけでなく、指先にも及ぶと外見の変化が目立つようになり、日常生活にも支障を生じます。局所再発や皮膚転移、骨転移を来すこともあり、患者さんはリンパ浮腫だけでなく、さまざまな苦痛や苦悩を抱えることになり、それが"軽減しにくいつらさ"となることがあります。

　このことから、乳がん患者さんのリンパ浮腫のケアは、できるだけ日常生活に支障を来さず苦痛を生じない（最小限にする）ことを目的として行います。乳がん患者さんの成り行きや苦悩を理解した上で、治療後の早い時期から患者さん自身がリンパ浮腫の発症を予防し、たとえ発症したとしても、浮腫の増強を最小限にとどめるよう、適切なケアを継続できるようにしましょう。

●治療期・安定期の患者さんには……

・患者さんに、リンパ浮腫についての知識とその治療・ケアの必要性（→第2章 p.27～）、具体的な内容と方法、日常生活の注意（→p.102～105参照）などを伝えましょう

スキンケア（→p.49）
＊日ごろから、①皮膚を清潔に保つこと、②保湿を励行すること、③皮膚を傷つけないように予防することを心がけましょう。あかぎれ・ささくれなどは、早めに手入れしておきましょう
（スキンケアに関する日常生活上の注意→p.102～105）

MLD（→p.59）
＊患者さんにセルフマッサージの方法（p.106～109）を指導しましょう
＊個々の生活状況に合わせた方法に調整し、継続して行えるようにしましょう
・患者さんの状況により、必要時（できれば定期的）に看護師がMLDを行うと、より効果的です

圧迫療法（→p.68）
＊患者さんの状況に合わせ、適切な圧迫療法を行いましょう。
　①弾性包帯法の場合（→p.69～73）：開始初期は3～8分目のやや弱めの圧迫力で行いましょう
　②弾性着衣の場合
　　＜基本として選択する上肢の弾性着衣のタイプ（→p.75）＞
　　・未発症：過剰刺激となることもあるため、基本的には使用しない
　　・手背の浮腫（－）：手関節～腋窩までのタイプ
　　・手背の浮腫（＋）：手関節～腋窩までのタイプ＋グローブ型ミトン

運動療法（→p.81）
＊生活の環境に応じて、筋ポンプ作用を促す関節の屈伸運動などを指導しましょう

●終末期の患者さんには……

- 治療・ケア自体がさらに全身に大きく影響しやすくなります。必ずその時々の全身状態や体調を確認し、医師や専門のセラピストと相談しながら行いましょう
- 患者さんが行っていたケアを代行する可能性を考え、日ごろのセルフケアを把握しておきましょう
- 患者さんがセルフケアできない場合は、看護師がそのケアを代行し、継続できるようにしましょう
- 希望があれば、ご家族にも"ほぐし手技"（→p.62）を紹介しましょう
- がんの進行やその再発・転移に伴う浮腫の場合、浮腫を軽減する治療自体ができないことがあります。症状緩和やADL・QOLの維持を目標に「できるだけ過剰負担とならない・無理しない」ケアを行いましょう

スキンケア（→p.49）
* スキンケアはできるだけ継続して行いましょう。症状緩和や褥瘡予防のため、全身のスキンケアを行うと、より効果的です
* 手術や放射線療法により関節の可動性が低下すると上肢外転位がとりにくくなるため、腋窩の皮膚に変化があっても気づかない場合があります。見えにくい部位も慎重に観察しましょう
* 皮膚自体が脆弱になる上、皮膚転移などを生じることもあります。スキントラブルを早期に発見・対処し、適切な治療・ケアを行いましょう
（スキントラブルの対処→p.52〜）

MLD（→p.59）
* 過剰刺激とならないよう、皮膚の状態を密に観察しながら慎重に行いましょう
* 過剰負担とならないよう、全身状態や体調を考慮しながら行いましょう。MLDや低刺激の"ほぐし手技"を分割して行うことがあります
* 生命の安全を最優先に考え、時には無理をせずケアを見合わせる（休止する）ことも必要です

圧迫療法（→p.68）
①弾性包帯法の場合（→p.69〜73）：3〜8分目の弱めの圧迫力で様子をみます。麻痺やしびれがある場合は、圧迫量や圧迫力に注意します。弾性包帯を用いず、ガーゼ包帯を多重層に巻いた軽度の圧迫で対応することがあります
②弾性着衣の場合（→p.74〜80）：
- 皮膚の状態がよく、過剰刺激・負荷になっていなければ、体調を考慮しながら治療期・安定期と同じように行うことができます
- 水分貯留が著しい場合、弾性スリーブの試着・使用で皮膚を傷めてしまう可能性があります。この場合、チューブ包帯（→p.80）などで代用することがあります

運動療法（→p.81）
* 全身状態や体調に応じて、無理のない範囲で筋ポンプ作用を促す関節の屈伸運動を行うことがあります

II 婦人科がんによるリンパ浮腫

　婦人科がんとは、子宮頸部がん・子宮体がん・卵巣がんなどの総称です。治療はそれぞれ異なりますが、多くは子宮や卵巣を摘出し、鼠径リンパ節や骨盤内リンパ節を郭清する手術や、放射線療法・化学療法・ホルモン療法などを、単独もしくは組み合わせて行います。婦人科がんの手術後は通常、片側の下肢や陰部に浮腫を発症しますが、深部静脈血栓症やリンパのう胞を合併していたり、再発や転移がある場合、両下肢に浮腫を生じることもあります。

　浮腫の発症の有無にかかわらず、閉経前に両方の卵巣を摘出したことで起こる、のぼせ・冷え・頭痛・発汗などの更年期障害に似た症状や、広汎子宮全摘術で膀胱や直腸を支配する自律神経が切断したことで起こる排尿障害・便秘などで、すでに患者さんは苦悩を抱いていることがあります。

　また、水腎症を合併し、浮腫が陰部や腰殿部から胸元まで拡がると、浮腫は硬く、軽減しにくくなります。患者さんが身の置き所がなく座ったり、立ったりを繰り返し、転びそうで目が離せない・落ち着かない状態（せん妄）を来すと、医療者はその症状緩和や対応に難渋することがあります。

　婦人科がんのリンパ浮腫のケアは、できるだけ日常生活に支障を来さず、苦痛を生じない（最小限にする）ことを目的として行います。婦人科がんの患者さんの成り行きや苦悩を理解した上で、治療後の早い時期から患者さん自身がリンパ浮腫の発症を予防することや、たとえ発症したとしても、浮腫の増強を最小限にとどめるよう、適切なケアを継続できるようにしましょう。

●治療期・安定期の患者さんには……

・患者さんに、リンパ浮腫についての知識とその治療・ケアの必要性（→第2章 p.27～）、具体的な内容と方法、日常生活の注意（→ p.102～105）などを伝えましょう

スキンケア（→p.49）

* 日ごろから、①皮膚を清潔に保つこと、②保湿を励行すること、③皮膚を傷つけないようにする（予防）などを心がけましょう。水虫・爪白癬などは、早めに治療し、治しておきましょう
（スキンケアに関する日常生活上の注意→ p.102～105）
* 放射線療法をしている場合、下腹部や恥骨部の照射領域の皮膚が乾燥したり、下着のくい込みによる皮膚損傷を生じていることがあります。また、外生殖器などのリンパ小疱（水疱）やリンパ漏は「男性医師に伝えにくい」という理由で見過ごされることがあります。事前の問診で確認しましょう

MLD（→p.59）

* 患者さんに、セルフマッサージの方法を指導しましょう（p.106～109）
* 一度でも陰部に浮腫を感じたことがある場合は、陰部のケアも指導しましょう（→ p.90）
* 個々の生活状況に合わせた方法に調整し、継続して行えるようにしましょう

・患者さんの状況により、必要時（できれば定期的）に看護師がMLDを行うと、より効果的です

圧迫療法（→p.68）

* 患者さんの状況に合わせ、適切な圧迫療法を行いましょう

①弾性包帯法の場合（→ p.69 〜 73）：開始初期は 3 〜 8 分目のやや弱めの圧迫力で行いましょう
②弾性着衣の場合（→ p.74 〜 80）：ハイソックス型や大腿部・鼠径部までのストッキング（AGタイプ）は、静脈疾患に対しては効果がありますが、リンパ浮腫には適切に着用できないと症状の増強を招くことがあります。注意しましょう（弾性ストッキング選択の目安→ p.79）

運動療法（→p.81）

＊生活の環境に応じて、筋ポンプ作用を促す関節の屈伸運動などを指導しましょう

●終末期の患者さんには……

- 治療・ケア自体がさらに全身に大きく影響しやすくなります。必ずその時々の全身状態や体調を確認し、医師や専門のセラピストと相談しながら行いましょう
- 患者さんのケアを代行する可能性を考え、日ごろのセルフケアを把握しておきましょう
- 患者さんがセルフケアできない場合は、看護師が患者さんが行っていたケアを代行し、継続できるようにしましょう
- 希望があれば、ご家族にも"ほぐし手技"（p.62）を紹介しましょう
- がんの進行やその再発・転移に伴う浮腫の場合、浮腫を軽減する治療自体ができないことがあります。症状緩和や ADL・QOL の維持を目標に「できるだけ過剰負担とならない・無理しない」ケアを行いましょう

スキンケア（→p.49）

＊スキンケアはできるだけ継続して行いましょう。症状緩和や褥瘡予防のため、全身のスキンケアを行うと、より効果的です
＊下腹部や内股、陰部などは特に浸軟しやすい場所です。見えにくい部位も慎重に観察しましょう
＊皮膚自体が脆弱になる上、局所再発・転移を来すと、自壊創を生じることがあります。スキントラブルを早期に発見・対処し、適切な治療・ケアを行いましょう
（スキントラブルの対処→ p.52 〜）

MLD（→p.59）

＊過剰刺激とならないよう、皮膚の状態を密に観察しながら慎重に行いましょう
＊過剰負担とならないよう、全身状態や体調を考慮しながら行いましょう。MLD や低刺激の"ほぐし手技"を分割して行うことがあります
＊生命の安全を最優先に考え、時には無理をせずケアを見合わせる（休止する）ことも必要です

圧迫療法（→p.68）

①弾性包帯法の場合（→ p.69 〜 73）：3 〜 8 分目の弱めの圧迫力で様子をみます。麻痺やしびれがある場合は、圧迫量や圧迫力に注意します。弾性包帯を用いず、ガーゼ包帯を多重層に巻いた軽度の圧迫で対応することもあります
②弾性着衣の場合（→ p.74 〜 80）：
- 皮膚の状態がよく、過剰刺激・負荷になっていなければ、体調を考慮しながら治療期・安定期と同じように行うことができます
- 水分貯留が著しい場合、弾性スリーブの試着や使用が皮膚を傷めてしまう可能性があります。この場合、チューブ包帯などで代用することがあります

運動療法（→p.81）

＊全身状態や体調に応じて、無理のない範囲で筋ポンプ作用を促す関節の屈伸運動を行うことがあります

Ⅲ 女性の陰部のリンパ浮腫

　婦人科がんの治療として手術や放射線療法を行うと、下肢に浮腫の発症はなくても、恥丘・外陰唇・会陰部・下腹部・腰殿部に浮腫を生じることがあります。女性の陰部は下着のくい込みや排泄物、帯下などで皮膚が浸軟になりやすく、リンパ小疱（水疱）やリンパ漏などの合併症や真菌感染症などを来しやすい場所です。ですが、陰部の症状は患者さんが伝えにくいため、見過ごされがちです。陰部はデリケートかつ大切なところですので、問診で確認し、日ごろから患者さん自身でケアできるように指導しましょう。

　終末期の患者さんは、自分でケアできないという落ち込みや羞恥心に苦悩することがあります。患者さんの気持ちを思いやりながら、感染を予防し、浮腫の増強を最小限にとどめるよう、適切なケアを継続して行いましょう。

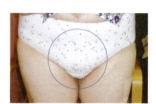

●治療期・安定期の患者さんには……

- ・陰部の浮腫は下腹部に放射線療法を受けた場合や、弾性ストッキングの不適切な着用、マッサージ機器の不適切な使用によっても生じやすくなります
- ・患者さんに、リンパ浮腫についての知識とその治療・ケアの必要性（→第2章 p.27～）、具体的な内容と方法、日常生活の注意（→p.102～105）などを伝えましょう

スキンケア（→p.49）
＊日ごろから、①皮膚を清潔に保つこと、②保湿を励行すること、③皮膚を傷つけないようにする（予防）などを心がけましょう（スキンケアに関する日常生活上の注意→p.102～105）
＊放射線療法で下腹部や恥骨部の照射領域皮膚の乾燥や、下着のくい込みで皮膚損傷することがあります。外生殖器のリンパ小疱（水疱）やリンパ漏も見過ごしやすいので、問診で確認しましょう

MLD（→p.59）
＊陰部の浮腫は圧迫することが難しいため、日々のMLDが基本となります。患者さんに、陰部の浮腫に対するマッサージの方法（次頁参照）を指導しましょう
＊片側の陰部に浮腫がある場合でも、両側同じ方法でMLDを行いましょう
＊下腹部および陰部の浮腫を改善させるには、腰殿部のマッサージを入念に行うとより効果的です
＊個々の生活状況に合わせた方法に調整し、継続して行えるようにしましょう

・患者さんの状況により、必要時（できれば定期的）に看護師がMLDを行うと、より効果的です
・ご家族の協力が得られる方は、背中側も同様に行ってもらうと、より効果的です

圧迫療法（→p.68）
＊弾性ストッキングを使用する場合（→p.76～79）：
　・陰部の浮腫＋下腹部の浮腫（＋・－）：両脚パンティストッキング
　・必要に応じて、ソフトガードルを着用することがあります
　・ガーゼハンカチなどの柔らかい素材を重ねてナプキン状にしたものや、波型のスポンジを腹部～内股に当たる形にカットして内股に当て、その上から肌にくい込まない素材や形で、膝までのガードルを着用することがあります（違和感があるので状況に合わせて行うようにしましょう）
　・水分貯留が著しい場合は、弾性ストッキングの試着や使用が皮膚を傷めてしまう可能性があるので、チューブ包帯などで代用することもあります

運動療法（→p.81）
＊生活の環境に応じて、筋ポンプ作用を促す関節の屈伸運動などを指導しましょう

● **終末期の患者さんには……**

- 患者さんが行っているケアを代行する可能性を考え、日ごろのセルフケアを把握しておきましょう
- 患者さんがセルフケアできない場合は、看護師がそのケアを代行し、継続できるようにしましょう
- 患者さんが抱く、自分でケアできなくなった落ち込みや羞恥心への配慮を心がけましょう

スキンケア（→p.49）

＊スキンケアはできるだけ継続して行いましょう。下腹部や内股、陰部などは特に浸軟になりやすい場所です。見えにくい部位も慎重に観察しましょう
＊陰部を洗浄する時、カット綿などを使用すると過剰刺激になる場合があります。慎重に使用しましょう（→p.51）
＊皮膚が脆弱である上、局所再発・転移などを来すと自壊創などのスキントラブルを生じやすくなります。スキントラブルは早期に発見・対処することが大切です。できるだけ予防し、適切な治療・ケアを行いましょう（スキントラブルの対処→p.52～）

MLD（→p.59）

＊過剰刺激とならないよう、皮膚をできるだけ伸張させないように注意します
＊MLDの際は爪などでの負傷や、小さな傷からの感染を避けるため、ゴム手袋を着用しましょう
＊清潔ケアの際に一緒に行うとよいでしょう
＊体調によっては無理をせず、ケアを見合わせる（休止する）ことも必要です

<女性の陰部のMLD>

1）最初に…前処置（→p.66）：座位または仰臥位
① 肩回し：10回
② 腹式呼吸：5回
③ 左右の腋窩リンパ節をマッサージ：20回
④ 左右の体側面のマッサージ：5回ずつ

2）患部（下腹部・陰部）のマッサージ：仰臥位
⑤ 下腹部を正中から左右に分け、右側は**右の腋窩リンパ節に向けて**、**左側は左腋窩リンパ節に向けて**、マッサージを行います（右図参照）
⑥ 恥丘を正中から左右に分け、**右側は右の腋窩リンパ節に向けて**、**左側は左腋窩リンパ節に向けて**、マッサージを行います。外陰唇の部分も同様に行いましょう

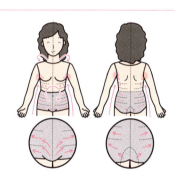
（出典：文献1），p.89）

3）患部（腰殿部）のマッサージ（→p.67）：腹臥位もしくは側臥位
⑦ 腰殿部を正中から左右に分け、**右側は右の腋窩リンパ節に向けて**、**左側は左腋窩リンパ節に向けて**、マッサージを行います

4）最後に…後処置3回：腹臥位または側臥位
⑧ 来た順路を戻るようにして、恥丘周囲から左右の体側面を通り、**左右の腋窩リンパ節に向けて**、止めずにゆっくりとさすりあげます

圧迫療法（→p.68）

＊水分貯留が著しい場合は、弾性ストッキングの試着や使用が皮膚を傷めてしまう可能性があるため、チューブ包帯などで代用することもあります

運動療法（→p.81）

＊状態に応じ無理のない範囲で筋ポンプ作用を促す関節の屈伸運動を行うことがあります

Ⅳ 男性の陰部のリンパ浮腫

　前立腺がんや陰茎・睾丸がんなどの治療として手術や放射線療法を行うと、下肢に浮腫の発症はなくても、陰茎・陰嚢・会陰部・下腹部・腰殿部に浮腫を生じることがあります。男性の陰部は下着のくい込みや排泄物などで皮膚が浸軟になりやすく、リンパ小疱（水疱）やリンパ漏などの合併症や真菌感染症などを来しやすい場所です。陰部はデリケートかつ大切なところですので、問診で確認し、日ごろから患者さん自身でケアできるように指導しましょう。

　終末期の患者さんは、自分でケアできないという落ち込みや羞恥心に苦悩することがあります。患者さんの気持ちを思いやりながら、感染を予防し、浮腫の増強を最小限にとどめるよう、適切なケアを継続して行いましょう。

●治療期・安定期の患者さんには……

- 陰部の浮腫は下腹部に放射線療法を受けた場合や、弾性ストッキングの不適切な着用、マッサージ機器の不適切な使用によっても生じやすくなります
- 患者さんに、リンパ浮腫についての知識とその治療・ケアの必要性（→第2章 p.27 ～）、具体的な内容と方法、日常生活の注意（→ p.102 ～ 105）などを伝えましょう

スキンケア（→p.49）
* 日ごろから、①皮膚を清潔に保つこと、②保湿を励行すること、③皮膚を傷つけないようにする（予防）などを心がけましょう（スキンケアに関する日常生活上の注意→ p.102 ～ 105）
* 放射線療法をしている場合、下腹部や陰部の照射領域の皮膚が乾燥していたり、下着のくい込みやすれにより皮膚損傷していることがあります。また外生殖器などのリンパ小疱（水疱）やリンパ漏などは見過ごされやすいので、事前の問診で確認しましょう
* 陰嚢や大腿部の接触部分の様子を観察しましょう

MLD（→p.59）
* 陰部の浮腫は圧迫することが難しいため、日々の MLD が基本となります。患者さんに、陰部の浮腫に対するマッサージの方法（次頁参照）を指導しましょう
* 陰部に浮腫がある場合は、両側同じ方法で MLD を行いましょう
* 下腹部および陰部の浮腫を改善させるには、腰殿部のマッサージを入念に行うと、より効果的です
* 個々の生活状況に合わせた方法に調整し、継続して行えるようにしましょう
  - 患者さんの状況により、必要時（できれば定期的）に看護師が MLD を行うと、より効果的です
  - ご家族の協力が得られる方は、背中側も同様に行ってもらうと、より効果的です

圧迫療法（→p.68）
* 弾性ストッキングを使用する場合（→ p.76 ～ 79）：
  - 陰部の浮腫＋下腹部の浮腫（＋－）：両脚パンティストッキング（男性用あり）
  - 必要に応じてソフトガードルを着用することがあります
  - 水分貯留が著しい場合は、弾性ストッキングの試着や使用が皮膚を傷めてしまう可能性があるので、チューブ包帯などで代用することもあります
  - 陰茎と陰嚢を分けて、それぞれをガーゼ包帯で包むように巻くことがあります

運動療法（→p.81）
* 生活の環境に応じて、筋ポンプ作用を促す関節の屈伸運動などを指導しましょう

●終末期の患者さんには……

- 患者さんが行っているケアを代行する可能性を考え、日ごろのセルフケアを把握しておきましょう
- 患者さんがセルフケアできない場合は、看護師がそのケアを代行し、継続できるようにしましょう
- 患者さんが抱く、自分でケアできなくなった落ち込みや羞恥心への配慮を心がけましょう

スキンケア（→p.49）

＊スキンケアはできるだけ継続して行いましょう。陰茎・陰嚢・下腹部・大腿部の接触部などは特に浸軟になりやすい場所です。見えにくい部位も慎重に観察しましょう

＊陰部を洗浄する時、カット綿などを使用すると過剰刺激になる場合があります。慎重に使用しましょう（→p.51）

＊皮膚が薄く、デリケートな陰茎や陰嚢は特にスキントラブルを生じやすいので、早期に発見・対処することが大切です。できるだけスキントラブルを予防し、適切な治療・ケアを行いましょう（スキントラブルの対処→p.52～）

MLD（→p.59）

＊過剰刺激とならないよう、皮膚をできるだけ伸張させないように注意します
＊MLDの際は爪などでの負傷や、小さな傷からの感染を避けるため、ゴム手袋を着用しましょう
＊清潔ケアの際に一緒に行うとよいでしょう
＊体調によっては無理をせず、ケアを見合わせましょう

＜男性の陰部のMLD＞

1）最初に…前処置（→p.66）：座位または仰臥位
① 肩回し：10回
② 腹式呼吸：5回
③ 左右の腋窩リンパ節をマッサージ：20回
④ 左右の体側面のマッサージ：5回ずつ

2）患部（下腹部・陰部）のマッサージ：仰臥位
⑤ 下腹部を正中から左右に分け、**右側は右の腋窩リンパ節に、左側は左腋窩リンパ節に向けて、**マッサージを行います（右図参照）
⑥ 恥丘を正中から左右に分け、**右側は右の腋窩リンパ節に、左側は左腋窩リンパ節に向けて**マッサージします。陰嚢はやさしく手のひらで包むようにして同様に行います。陰茎は付け根から亀頭までを幾等分かして、付け根のほうからマッサージします。流す方向は陰茎の付け根の側です

3）患部（腰殿部）のマッサージ（→p.67）：腹臥位もしくは側臥位
⑦ 腰殿部を正中から左右に分け、**右側は右の腋窩リンパ節に向けて、左側は左腋窩リンパ節に向けて、**マッサージを行います

4）最後に…後処置　3回：腹臥位または側臥位
⑧ 来た順路を戻るようにして、恥丘周囲から左右の体側面を通り、**左右の腋窩リンパ節に向けて、**止めずにゆっくりとさすりあげます

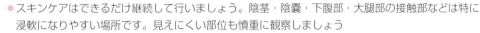
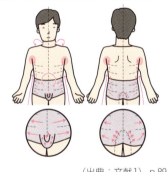

（出典：文献1）、p.89）

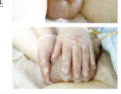

圧迫療法（→p.68）

＊水分貯留が著しい場合は、弾性ストッキングの試着や使用が皮膚を傷めてしまう可能性があるため、チューブ包帯などで代用することもあります
＊陰茎と陰嚢を分けて、それぞれをガーゼ包帯で包むように巻くことがあります

運動療法（→p.81）

＊状態に応じ無理のない範囲で筋ポンプ作用を促す関節の屈伸運動を行うことがあります

Ⅴ 頭頸部がんのリンパ浮腫

　鼻・口（舌）・顎・喉・耳・頸などをまとめて「頭頸部」といい、ここにできるがんを総称して「頭頸部がん」といいます。

　頭頸部がんは人間が生きていく上で必要不可欠な「食べる・呼吸する・聞く・表情をつくる（外見）、首を動かす」などの役割を担っている器官が多い場所にできる"がん"です。1つの部位にがんができると他の部位にも多発しやすいことから、治療は患者さんの状態に合わせ、手術・放射線療法・化学療法を組み合わせて行います。特に手術や放射線療法を行うと、顔面部や頭・頸部などに浮腫を来しやすく、患者さんは外見の変化や、粘った唾液が多い（または口が渇く・唾液が出ない）・飲みこめない・食べられない・話せない・呼吸がしにくい・首が回らないなどのさまざまな苦痛を抱き苦悩していることがあります。

　がんの進行や再発・転移に伴う頭頸部の浮腫を改善するには、セラピストによる専門的な治療・ケアが不可欠です。

　ここでは、患者さん自身が生活の一部として行えるケアをご紹介します。

※看護師も洗面介助や洗顔・洗髪などの清潔ケアの際、同じように行うことができます。

＜顔のMLDをセルフケアで行う手順＞
※洗顔時にセルフケアで行う手順（例）

1）最初に…前処置：座位または仰臥位
① 肩回し：10回
② 腹式呼吸：5回
③ 左右の腋窩リンパ節をマッサージ：20回

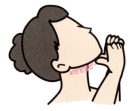

2）患部（顔）のマッサージ：座位または仰臥位
④ 顎の下（先端）部分に両手の親指を当てたまま、親指（母指球）をえらに沿うようにマッサージ：10回
⑤ 人差し指と中指の間に耳をはさみ、耳の前は中指を、耳の後ろは人差し指をしっかり密着させます。手のひら全体で頬から顎を覆い、手を密着させたまま、軽く皮膚を下に引きながら、円を描くようにマッサージ：10回

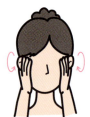

⑥ お湯（水）で手をぬらし、軽く石鹸成分をつけ、顎と下唇の間を、鼻を中心に左右に分け、**右は右の耳の前に向けて、左は左の耳の前に向けて**、指先を密着させてくるくると円を描くようにマッサージ：3回
⑦ ⑥と同様の方法で、口角の横、頬、鼻翼と目の下、まぶたからこめかみ、額の順に、マッサージ：各3回ずつ

3）最後に…後処置
⑧ 顔全体に両手のひらを密着させ、鼻を中心に**左右、耳の前に向けて**軽くさすります：3回
⑨ 石鹸成分をよく洗浄し、水分をしっかりふき取り、その後、保湿剤を塗りましょう

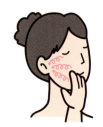

・⑤と①を最後にもう一度やっておくと、より効果的です

※洗顔以外の時は、文中の石鹸の部分を乳液に置き換えて、同じ手順で行います

＜頭部の MLD をセルフケアで行う手順＞
　※洗髪時にセルフケアで行う手順（例）
1）最初に…前処置：座位または仰臥位
① 肩回し：10 回
② 腹式呼吸：5 回
③ 左右の腋窩リンパ節をマッサージ：20 回
④ 後頸部に両手の指全体を密着するように、そのまま円を描くようにマッサージ：20 回

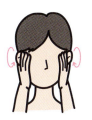

2）患部（頭部）のマッサージ：座位または仰臥位
⑤ 人差し指と中指の間に耳をはさみ、耳の前は中指を、耳の後ろは人差し指をしっかり密着させます。手のひら全体で頬から顎を覆い、手を密着させたまま、軽く皮膚を下に引きながら、円を描くようにマッサージ：10 回
⑥ お湯で髪の汚れを十分落としたら、シャンプーを泡立て、首筋から耳の後ろのラインまで・左と右の耳をつなぐライン・頭のてっぺんのラインに分け、両手の指先を頭皮に密着させたまま、マッサージしながら洗浄します。爪をたてないように洗浄しましょう

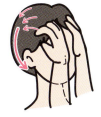

3）最後に《後処置》
⑦ 頭のてっぺんまで洗浄したら、両手の指先を密着させたまま、頭全体を**前から後ろにかきあげるように**マッサージします
⑧ シャンプーの成分をよく洗い流し、水分をしっかりふき取ります

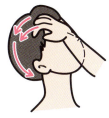

・⑤と①を最後にもう一度やっておくと、より効果的です

　※洗髪以外の時は、シャンプーなしで同じ手順で行います

Ⅵ 慢性静脈不全によるリンパ浮腫

　慢性静脈不全とは、「慢性的に静脈の還流障害を来した総称」と定義されています。その原因には深部静脈血栓症や静脈瘤、静脈弁機能不全などがありますが、廃用性浮腫やがんの終末期の患者さんにも同様の症状がみられることがあります。

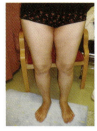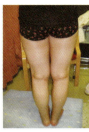

- 慢性静脈不全によるリンパ浮腫の場合、患肢を温めたり、挙上して休んで改善する程度の浮腫には、MLDは不要です
- マッサージなどのケアにより一時的に楽になってもその効果が持続しなかったり、炎症がないのにパンパンに張って痛んだり、動きにくさを生じる場合は、リンパ浮腫と同様のケアの適応となります。その場合、患者さんに静脈性リンパ浮腫についての知識とその治療・ケアの必要性（→第2章p.27～）、具体的な内容と方法、日常生活の注意（→p.102～105）などを伝えましょう

スキンケア（→p.49）

＊日ごろから、①皮膚を清潔に保つこと、②保湿を励行すること、③自分で皮膚を傷つけないように予防することを心がけましょう。下腿潰瘍を予防することが大切です
（スキンケアに関する日常生活上の注意→p.102～105）

MLD（→p.59）

＊下肢リンパ浮腫に伴う慢性静脈不全に対するMLDの手順はp.66～67が基本となります。静脈性リンパ浮腫は皮膚が伸展し、硬くパンパンに張っていて、デリケートになっているのが特徴です。通常よりもさらにやわらかく、軽めの圧で、皮膚に過剰刺激を与えたり負担をかけたりしないように注意して行いましょう

> ※　深部静脈血栓症の急性期や急性静脈炎がある場合には、MLDは禁忌となります。ケアを行ってよいか、いつから開始してよいかなどの判断はそれぞれ異なります。必ず、主治医と相談して行いましょう

＊浮腫が硬い場合は、無理せず、ゆっくり行いましょう。軽い"ほぐし手技"（→p.62）を行うのも効果的です

＜腹部のがんの既往がない場合に、看護師や家族が行う方法＞

流す方向は患肢側の「鼠径リンパ節」です

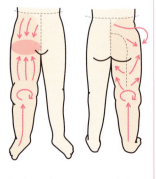

1）最初に…前処置：仰臥位
① 肩回し：10回
② 腹式呼吸：5回
③ 左右の鼠径リンパ節をマッサージ：20回

2）患肢のマッサージ：仰臥位
④ 大腿部から膝までを2分割し、鼠径部側・膝側とします。鼠径部側から順に手のひら全体を皮膚に密着させ、大腿部全体をまんべんなく、**鼠径部に向けて**、皮膚をずらすようにします：10回
⑤ 膝全体を両手でつつみ、そのまま、**鼠径部に向けて**ゆっくり円を描くようにします。膝裏は手のひらを上に向けるように当て、そのまま皮膚を軽く押し込むように、円を描くようにします：各10回

⑥ 下腿の前面は、全体を両手で包み、そのまま**鼠径部に向けて**ゆっくり皮膚をずらすようにします。後面は両手に下腿を乗せるようにし、そのまま**膝裏に向けて**ゆっくり皮膚をずらすようにします：各10回

⑦ 足関節の前面は、手のひらを足関節上にのせ、そのまま反対の手で足関節自体を動かしながら、**鼠径部に向けて**ゆっくり円を描きます。後面は両手のひらを上に向け、その上にアキレス腱の部分を乗せた形のまま、膝裏に向けて円を描くようにします：各10回

⑧ 足背と足底は、浮腫がなければ全体を両手で包み、そのまま**鼠径部に向けて**ゆっくり皮膚をずらすようにします。浮腫があれば、足背や足底の骨と骨の間に看護師の指の腹を密着させ、そのまま指の関節を動かします：5回

⑨ 足趾は、浮腫がなければ全体を両手で包み、そのまま**鼠径部に向けて**ゆっくり皮膚をずらすようにします。浮腫があれば、足趾一本いっぽんに看護師の指の腹を密着させ、そのまま指の関節を動かします：5回

3）最後に《後処置》

⑩ 足の指先から大腿部の付け根まで、止めずに**鼠径部に向けて**ゆっくり皮膚に手のひらを密着させたまま、なで上げます：3回

<腹部のがんの既往がある場合>
流す方向は患肢側の**「腋窩リンパ節」**です（p.66〜67）
※一度でも腹部にがんの既往がある場合、現在生じている浮腫が慢性静脈不全による静脈性リンパ浮腫でも、両鼠径リンパ節への排液誘導はしてはいけません
＊「婦人科がんによるリンパ浮腫」と同じ方法でMLDを行います（→p.88）

圧迫療法（→p.68）

※腹部のがんの既往がある場合、下腿や大腿部までの不適切な圧迫療法（→p.74）により、リンパ浮腫を発症させたり、増強させることがあります
①弾性包帯法の場合（→p.68〜）：開始初期は3〜8分目の弱めの圧迫力で様子をみながら行います
・弾性包帯を用いず、ガーゼ包帯を多重層に巻き、軽度の圧迫で対応することがあります
・歩行ができる場合は、ベースの上に弾性包帯を多重層に巻くこともあります
・麻痺のある場合は圧迫量に注意して行います
・腹部のがんの既往がない場合：下腿まで巻くことが多くあります
・腹部のがんの既往がある場合：大腿部まで巻きます
②弾性着衣の場合（→p.74〜）：
・指先の浮腫が強い場合：ガーゼ包帯を巻いたり、フットキャップなどを使用することもあります
・水分貯留が著しい場合：弾性ストッキングの試着や使用が皮膚を傷めてしまう可能性があるので、チューブ包帯などで代用することがあります
・腹部のがんの既往がない場合：膝下までのハイソックス型ストッキング（ADタイプ）
・腹部のがんの既往がある場合：
　　片脚の浮腫：片脚ベルト型ストッキングまたは、片脚パンティストッキング
　　　　　　　　（両脚パンティストッキングでも可）
　　両脚・陰部の浮腫：両脚パンティストッキング

運動療法（→p.81）

＊生活の環境に応じて、筋ポンプ作用を促す関節の屈伸運動などを指導しましょう

引用・参考文献：

1) 加藤逸夫監修，佐藤佳代子著：リンパ浮腫治療のセルフケア，文光堂，2006.
2) 佐藤佳代子編集：リンパ浮腫の治療とケア，医学書院，2005.
3) 近藤敬子，松尾里香，山本香奈恵，佐藤佳代子編集：あらたな一歩！リンパ浮腫の退院時セルフケア指導，日本看護協会出版会，2013.

第6章

退院前に伝えておきたいこと

● **セルフケアへの支援**
近藤敬子・松尾里香・山本香奈恵

● **心理的支援**
奥野滋子

その人はいつもの笑顔でやってきました。

　Yさん、45歳。4年前に左乳がんと診断され、治療を続けましたが、2年前に再発しました。当時のYさんを最も悩ませていたのは左上肢の浮腫でした。腕が重く、肩がこり、肘や手の関節が曲がらず、ソーセージのような指では物をつかむことも難しい状態でした。皮膚は伸びきり、ピリピリと鈍痛に似た何ともいえない不快感が増強していました。大好きだった服の袖が通らなくなり、おしゃれも諦めてしまいました。いつの間にか食欲も萎え、睡眠障害にも陥り、鬱々とした毎日が続き、家にこもることが増えました。だるくて動けないと、「怠けているんじゃないか」と周囲からいわれ、Yさんは「誰もわかってくれない」と感じました。この時Yさんのすべてが「患者」になってしまっていました。担当医からは「リンパ節を取ったのだから仕方ない」といわれ、屯用の鎮痛薬が処方されましたが、薬ではYさんの苦痛は解決しませんでした。

　そんな時、1人の外来看護師がYさんに声をかけました。看護師はYさんのパンパンにむくんだ腕と暗い表情を見てずっと心配していました。Yさんの腕にそっと手を置き、軽くマッサージをしながら、これまでの話を聞いてくれました。そしてきちんとしたケアをすれば改善するだろうからとリンパ浮腫外来を教えてくれました。セラピストによるケアを受けるようになると、Yさんの丸太のような腕はみるみる細くなり、痛みや不快感が軽減し心まで軽くなるように感じていました。

　実はYさんは私の友人です。再発がんは皮膚、肺、骨にも転移しており、「症状が増悪した時に備え、しっかり今から緩和ケアも受けたい」と相談に来たのでした。左手の指が若干丸く、袖をまくると弾性スリーブが見えました。「毎日のセルフケアで、さすがにケアの腕もプロ並みになった。体形に合う新たなジャンルの服にも挑戦できて楽しい。病気のことを考えると心配は尽きないけれど、今私の心は健康よ」と屈託がありません。誰にも理解されないリンパ浮腫の苦しみと孤独から彼女を救ったのは、1人の看護師でした。

　目の前に浮腫で苦しんでいる人はいませんか。リンパ浮腫のケアについて経験がなくても、まずは勇気を出して声をかけてみてください。どうぞケアの実際について関心をもって、貪欲に学んでください。そして自分の力の限界を感じたら、迷わずセラピストに協力を依頼してみましょう。1人で問題を抱えることなく、仲間とともにケアに取り組んでください。今度はあなたが、リンパ浮腫に悩む人の心に安らぎと活力をもたらすことができるでしょう。

奥野滋子

セルフケアへの支援

リンパ浮腫のケアを患者さんが生活に組み込んでいくために、ここではスキンケア・MLD・圧迫療法・運動療法をどのように行うか、日常生活で注意することは何かなど、退院前に伝えておきたいことをご紹介します。

1 重症化を防ぐために、患者さんに伝えたいこと

退院後は患者さんが一人で"セルフケア"をしていくことになりますので、患者さんのコンディションを見極め、退院時に看護師がどれだけ伝えられるかということが、その後の患者さんの生活に大きく影響します（表6-1）。

重症化を防ぐためには、現在、まだ浮腫が出現していなくても、すでに浮腫が出現していても、患者さんが不安にならず、落ち着いて自分で早期対処できることが大切です。

退院前にセルフケアの具体的な方法を伝えておくようにします。

表6-1 ● 入院中や退院後に、看護師が行うこと

	入院中	退院後
スキンケア	●スキンチェック ●清潔・保湿・予防のケア	（患者さんがセルフケアとして継続する） ●定期的に方法や効果などを確認・評価・調整する
MLD	●患者さんの状態に合った方法を指導する ※必ず主治医の許可を得て、専門のセラピストと相談して行う ※必要時は看護師が実施する	（患者さんがセルフケアとして継続する） ●定期的に方法や効果などを確認・評価・調整する
圧迫療法	●状態に合った弾性着衣を選択し、その着脱方法を指導する ●必要時は弾性包帯法を実施・指導する ●セルフケアとして継続できるか、問題の有無と状態の変化などを確認・評価・調整する ※必ず主治医の許可を得て、専門のセラピストと相談して行う	（患者さんがセルフケアとして継続する） ●定期的に適切な方法で継続できているか、弾性包帯や弾性着衣自体が治療に適切な状態かどうかなどを確認・評価・調整する ●必要時は再購入の手配をする
運動療法	●運動の方法を紹介・指導する ※必要時は看護師が実施する	（患者さんがセルフケアとして継続する） ●日常生活の中で適切に行えているか確認・評価する ●患者さんの生活に合わせ、組み込みやすい方法に調整する

🎀 すでに浮腫がある患者さんに伝えておきたいこと

現在、すでにリンパ浮腫を発症しているがん患者さんは、残念ながら、リンパ浮腫を完全に治すことは難しいと考えられます。これは、がんの治療の影響を受けたリンパ節やリンパ管は、完全に元の状態に戻すことはできないといわれているからです。ですが、リンパ浮腫を重症化させず、症状とじょうずに付き合っていくことはできます。そのためには、常に自分の浮腫の状態や変化に関心をもち、日常生活に注意しながら、適切なセルフケアを継続できるように伝えておきましょう。

🎀 まだ浮腫が発症していない患者さんに伝えておきたいこと

がんの治療をした患者さんの誰もが必ず、リンパ浮腫となるわけではありませんが、現在、浮腫が発症していなくても、近い将来、もしくは遠い将来に浮腫を来す可能性があります。

患者さん自身で予防を心がけ、たとえ浮腫に気づいても、あわてず、できるだけ早く対処で

きるように、リンパ浮腫とは何か、具体的な対応やケアの方法を伝えておきましょう。

2 患者さんの1日のケアスケジュール

MLDや圧迫療法は、必ずこの時間に、と決めて行わなければならないものではありません。入院中は、治療や検査などが重なったり、看護師の業務の都合で同じ時間にケアできないことがあります。そのような時は全身清拭や入浴などの清潔ケアの時間をうまく活用し、ケアを組み込むようにしましょう。そして退院後は、自身の生活スケジュールに合わせ、ケアの時間や量を調整しながら、継続するように伝えておきましょう（表6-2）。

3 日常生活上の注意点

日常生活について患者さんに説明するとよいと思われる内容を表6-3にまとめました。

患者さんは"浮腫にはこれがよい""こういう方法がある"と聞いたら、なんでも試したくなります。それが自然です。ですが、その時はよいと思っても、後にそれが浮腫をこじらせる原因となっていることもあります。看護師自身がケアの根拠を理解し、なぜ注意が必要なのか、なぜこの方法がいけないのか（よいのか）などを、患者さんにわかりやすく伝えられることが大切です。

患者さんには、日常生活で"これはどうだろう？""やっても大丈夫かな？"と迷った時は、**行う前に、"過度の無理をしない。負担をかけない。皮膚を傷つけない"**ことを判断基準に、よく考えるように、伝えておきましょう。

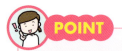

POINT

退院する患者さんに、必ず伝えておきたいポイント

自分のために"浮腫"について学びましょう

- 浮腫のケアをできることから日常生活に取り入れましょう
- 皮膚を保湿し、傷つけないようにしましょう
- 過労をできるだけ避けましょう
- 炎症の対処方法を学びましょう
- いつもと違う変化を感じた場合は、すぐに医師や専門のセラピストに相談しましょう

表 6-2 ● MLD および圧迫療法を行っている患者さんの退院後のスケジュール例

	弾性包帯法のみを行っている場合	弾性包帯法と弾性着衣を併用している場合
朝	夜間巻いていた弾性包帯がずれていたら巻きなおす。ずれていなければ、そのまま着用して過ごす	スキンチェックの後、弾性着衣を着用する ※保湿剤を着用前に使用すると着用しにくくなる。また保湿剤の成分で弾性着衣の生地を傷めやすいので、着用前に保湿剤は使用しない
昼	・弾性包帯を巻いたまま、普段どおりに生活する ・適度に運動する	・普段どおりに生活する ・適度な運動を心がける
夜	・入浴時などにはずし、スキンチェック・MLD・保湿したあと、弾性包帯を巻きなおす ・締めすぎてきつくないかを確認し、問題なければ良肢位※で就寝する。きつさや不快を感じる場合は、巻きなおす。はずして休んでもよい ※良肢位：上肢の場合は腕の付け根、下肢、陰部の場合は、殿部の下の後面、付け根から全体を10cm程度挙上	・入浴時や就寝時に、弾性包帯や弾性着衣をはずす ・入浴中または入浴後にMLDを行い、その後、しっかり保湿ケアをする ・基本的に弾性着衣は、夜寝る前にはずし、良肢位で休む ・浮腫がいつもより強い場合や必要時は、弾性包帯やゆるくなった弾性着衣を着用し良肢位で休む。その場合、朝は必ずはずして着用しなおす

表 6-3 ● 患者さんに伝えたい日常生活上の注意点

	日常生活の注意点	なぜなら？
衣	・下着は腕や脚の付け根、関節などをしめつけない、綿などの柔らかい素材を選びましょう ・下肢に浮腫がある患者さんは、履きやすくて歩きやすい靴を選びましょう	⇒下着がくい込むことで、皮膚トラブルを生じたり、リンパの流れを阻害し、体型変化をもたらす ⇒歩きにくい靴は皮膚トラブルを生じたり、リンパの流れを阻害し、体型変化をもたらす ※下肢に浮腫があると感覚が鈍くなる。脚がもつれたり、つまずきやすくなるため、転倒しやすいことを伝えておく
食	・標準体重を維持するようにしましょう	⇒体重が増加すると、脂肪細胞の増加により浮腫が増す。また加重により重力の影響を受け、浮腫の症状も増す ※リンパ浮腫の患者さんは「浮腫が増強したため、体重が増える」のではなく「体重が増えたことで、浮腫の計測値が増える」ことが多い
住	・できるだけ重い荷物は持たないようにしましょう ・過度の加重を避けましょう	⇒負担がかかると重力の影響を受けやすくなり、浮腫の症状を悪化させる ⇒筋ポンプの機能が低下したりリンパの流れを阻害することで、浮腫が軽減しにくくなる

住	・休息時や就寝時は、患肢全体を10cmくらい高くしましょう（途中ではずれてもよい）	⇒横臥位になると、患肢が心臓の高さに近づき重力からも解放されるため、リンパ液は心臓に戻りやすくなる。さらに患肢を適度に挙上すると、リンパ還流が促進される。ただし高すぎても余計な過重や負担がかかり支障を来す上、その効果は変わらない
	・長時間同じ姿勢でいることを極力避け、時々身体を動かしましょう	
	・下肢の浮腫の場合には正座を避けましょう	⇒正座はリンパの流れを阻害し、浮腫が軽減しにくくなる
	・下肢の浮腫の場合には洋式トイレを使用しましょう	⇒和式トイレは脚を曲げることにより負担が加重される。また転倒などを起こしやすい
趣味娯楽	・温泉・サウナ浴は長時間入らないようにしましょう	⇒体が温まりすぎると、必要以上に血行が促進され、血管が怒張した状態（充血）になるため、末梢に血液がたまりやすくなる。炎症と同じ状態になると組織液が増加し、浮腫が悪化する危険がある
	・温まりすぎてしまったら、患部を冷たいシャワーで冷やしましょう	⇒皮膚の表面温度が下がると、毛細血管が収縮するため、血液がたまるのを軽減できる
	・できるだけ強い日差しを避け、日焼けしないようにしましょう	⇒上記の理由で、炎症は浮腫を悪化させる。日焼けは"やけど＝炎症"と同じ
	・運動は身体に負担をかけないようにしましょう	⇒負担のかかる運動は、疲労を招き、疲労物質がたまり、組織に炎症を起こしているのと同じような状態になる
	・運動に、おもりなどを使用して過重を加えるのはやめましょう	⇒重力の影響を受けやすくなり、末梢に血液や組織液がたまりやすくなる。浮腫を悪化させる原因となる
	・運動後は皮膚を清潔に保ちましょう	⇒運動後に汗をかいたままでいると、皮膚トラブルを来しやすい
	・上肢の浮腫の場合、土いじりや水仕事はゴム手袋をし、ささくれやあかぎれにならないようにしましょう。もし症状が出たら、早めに保湿ケアしましょう	⇒浮腫がある局所は、免疫機能が低下している。ささいな傷から感染し、炎症を来す可能性があるため、傷つけないことが大切
	・飛行機での移動は… ①時々身体を動かすようにしましょう ②できれば圧迫療法を行いましょう ③特に、下肢の浮腫の場合には、できるだけ脚を高くできる席を選びましょう	⇒気圧が下がることで、末梢血管が拡張し、末梢に血液がたまりやすくなる。また長時間、同一体位でいることでリンパ還流が阻害され、さらに筋ポンプ機能が低下するため、浮腫が軽減しにくくなる
生活	・巻き爪により、炎症を繰り返すことがあります。巻き爪は早めに専門医を受診し、適切な治療をしましょう	⇒浮腫がある局所や患肢は免疫機能が低下しているため、ささいな傷から感染し、炎症を来しやすい
	・虫さされは、患部を流水で洗浄し、状況によってかゆみ止めを薄く塗っておきましょう	⇒過度の薬剤の使用は不要な上、皮膚トラブルをこじらせることがある。まずは冷却することが大切

生活	・除毛や剃毛は、自然のままにしておくことが望ましいのですが、どうしてもという場合は、できるだけ皮膚を傷つけず、刺激の少ない方法を選択します。 具体的には、カミソリの使用を避け、除毛ムースでそっとむだ毛を取り除き、できるだけ早く、皮膚に付着したムースを泡立てた石鹸でやさしく洗い落とし、お湯で十分に洗浄した後、しっかりと保湿します	⇒浮腫がある患肢は、免疫機能が低下しているため、ささいなかぶれや傷から感染や炎症を来しやすい
	・浮腫の部位へは直接皮膚に貼る湿布剤や、カイロなどを使用しないようにしましょう	
	・炎症の徴候がある場合は、悪寒があっても、電気あんかや湯たんぽ・電気毛布を使用しないようにしましょう	⇒浮腫重症化のきっかけとなることがあるため

引用・参考文献：
・加藤逸夫監修，佐藤佳代子著：リンパ浮腫治療のセルフケア，文光堂，2006．
・佐藤佳代子編集：リンパ浮腫の治療とケア，医学書院，2005．
・近藤敬子，松尾里香，山本香奈恵，佐藤佳代子編集：あらたな一歩！リンパ浮腫の退院時セルフケア指導，日本看護協会出版会，2013．

上肢のセルフマッサージ　◆右上肢の場合（例）

1) 前処置：座位または仰臥位

① 肩回し：10回
両肩をゆっくり後ろに大きく回して行います

② 腹式呼吸：5回
手のひらを軽く恥骨部に乗せ、鼻からゆっくりと息を吸ってお腹を膨らませるようにし、少しずつしっかり吐き出します

③ **左腋に手のひらを密着**させ、そのまま、ゆっくりと皮膚をずらすように円を描きます

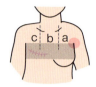

④ 右の前胸部を上記のように左からabcとして分けます（　　　はリンパ連絡路）

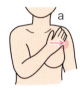

⑤ 右手でaを左腋に向けて、皮膚をずらすようにします：5回

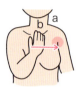

⑥ 同様にb→aの順に左腋に向けて、皮膚をずらすようにします：5回

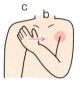

⑦ 左手でc→bの順に、左腋に向けて、皮膚をずらすようにします：5回

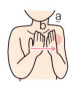

⑧ そのまま続けてb→aの順に**左腋に向けて**皮膚をずらすようにします：5回

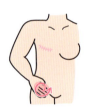

⑨ **右足の付け根**に右手のひらを密着させ、そのまま円を描くようにゆっくり皮膚をずらします：20回

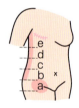

⑩ 右の腋から右足の付け根を上記のようにa〜eに分けます

⑪ aに手のひらを密着させ、そのまま、**右足の付け根に向けて**、皮膚をずらすようになでおろします：5回

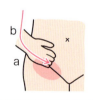

⑫ b→aの順に**右足の付け根に向けて**、皮膚をずらすようにします：5回

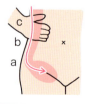

⑬ c→b→aの順に**右足の付け根に向けて**、皮膚をずらすようになでおろします：5回

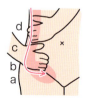

⑭ d→cの順に左手で、b→aの順に右手で、**右足の付け根に向けて**皮膚をずらすようになでおろします：5回

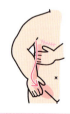

⑮ e〜aまで止めずに**右足の付け根に向けて**、皮膚をずらすようになでおろします：5回

2) 患肢のマッサージ

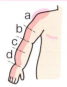
⑯ 右上肢を上記のようにa〜dに分けます

⑰ aを**肩先に向けて**、皮膚をずらすようにします：5回

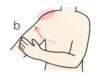
⑱ bを**肩先に向けて**、皮膚をずらすようにします：5回

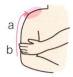
⑲ b→aの順に**肩先に向けて**、皮膚をずらすようにします：5回

⑳ 肘の内側に手を密着させ、そのままゆっくりと皮膚をずらすように円を描きます：20回

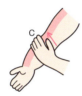
㉑ cを**肩先に向けて**、皮膚をずらすようにします：5回

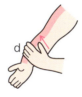
㉒ dを**肩先に向けて**、皮膚をずらすようにします：5回

㉓ d→cの順に**肩先に向けて**皮膚をずらすようにします：5回

3) 仕上げ

㉔ 右手の甲に左の手のひらを密着させ、そのまま、円を描くように、皮膚をずらすようにします：5回

㉕ 手のひら側の指先から**肩先に向けて**、皮膚をずらすようになであげて……（次へ）

㉖ 続けて、**肩先から前胸部のcに向かい**……（次へ）

㉗ 続けてc→b→aの順に**左の腋に向けて**、皮膚をずらすようにします：3回

㉘ 手の甲側の指先から肘の外側を通って、**肩先に向けて**皮膚をずらすようになであげ……（次へ）

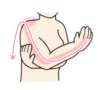
㉙ 続けて、腋の後ろ側を抜け、**右足の付け根に向けて**、皮膚をゆっくりなでおろします：3回

下肢のセルフマッサージ　◆右下肢の場合（例）

1）前処置：座位または仰臥位

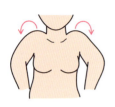

① 肩回し：10回
両肩をゆっくり後ろに大きく回して行います

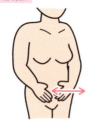

② 腹式呼吸：5回
手のひらを軽く恥骨部に乗せ、鼻からゆっくりと息を吸ってお腹を膨らませるようにし、少しずつしっかり吐き出します

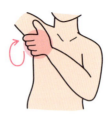

③ 右腋に手のひらを密着させ、そのまま、ゆっくりと皮膚をずらすように円を描きます：20回

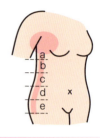

④ 右の腋から右足の付け根までを、上記のようにa〜eに分けます

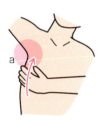

⑤ aを右腋のくぼみに向けて、皮膚をずらすようにゆっくりとなであげます：5回

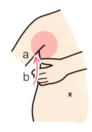

⑥ b→aの順に、右腋のくぼみに向けて、皮膚をずらすようにゆっくりとなであげます：5回

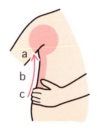

⑦ c→b→aの順に右腋のくぼみに向けて皮膚をずらすようにゆっくりとなであげます：5回

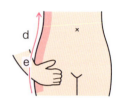

⑧ e→dの順に右手で右腋のくぼみに向けて皮膚をずらすようにゆっくりなであげて……（次へ）

2）患肢のマッサージ

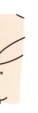

⑨ そのまま続けてc〜aの順に左手で、右腋のくぼみに向けて皮膚をずらすようにゆっくりなであげます：5回

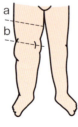

⑩ 右の足を上記のようにに分けます

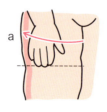

⑪ aを腰殿部の外側に向けて皮膚をずらすようにします。裏面も同様に行います：各5回

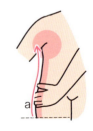

⑫ aから右腋のくぼみに向けて皮膚をずらすようにゆっくりなであげます：5回

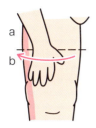

⑬ bを**腰殿部の外側に向**
けて、皮膚をずらすように
します。裏面も同様にしま
す：各5回

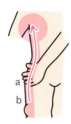

⑭ bから**右腋のくぼみに**
向けて、皮膚をずらすよ
うにゆっくりなであげます：
5回

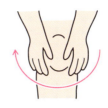

⑮ 両手で膝をくるむように
し、そのまま**内側から外側**
に向けてゆっくりと皮膚を
ずらすように円を描きます：
5回

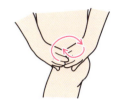

⑯ 膝の裏側のくぼみに手
を当て、そのままくぼみの
奥に向けてゆっくりと皮膚
をずらすように円を描きま
す：10回

3）仕上げ

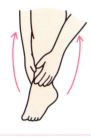

⑰ 足首から膝までを**膝の**
外側に向けてまんべんなく
皮膚をずらすように、ゆっ
くりなであげます：5回

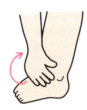

⑱ 足首に手のひらを密着
させ、そのままゆっくりと皮
膚をずらすように円を描き
ます：5回

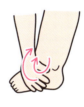

⑲ 足の甲に手のひらを密
着させたまま、皮膚をずら
すように円を描きます：5
回

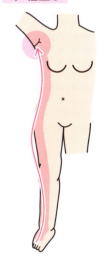

⑳ 右足の先から右膝の
外側を通り右大腿の外側
から右腋のくぼみに向け
て、皮膚をゆっくりとなであ
げます：3回

心理的支援

リンパ浮腫は決して稀な疾患ではありません。WHO（世界保険機関）によると、全世界で約2億人が続発性（2次性）リンパ浮腫に悩んでいるといわれています。整形外科疾患、病的肥満、右心不全、糖尿病などでもリンパ浮腫を生じますし、がん生存者の約20～40％にリンパ浮腫が認められるという報告もあります。にもかかわらず、長い間リンパ浮腫のつらさは医療者からも理解されず、患者さんは1人でそのつらさと闘わなければなりませんでした。

リンパ浮腫は身体的苦痛だけでなく感情面にも影響を及ぼし、心理・精神的苦痛をもたらします。ネガティブな感情は人間関係や社会生活にも支障を来し、また治療費・ケアに必要な物品の支払いや離職などによる経済的不安は社会的苦痛を伴い、患者さんの生活の質はますます低下してしまいます。

リンパ浮腫があるにもかかわらず患者さんがより幸せに、より快適に生活を送るためには全人的なケアが必要です。リンパ浮腫についての正しい知識をもとに、家族・友人、セラピスト、医療者が患者さんの苦痛を理解・共感し、チームで患者さんを支えることが大切なのです。

あなたがもしリンパ浮腫患者さんと向き合い、彼らのHelpに応えようとするならば、感情面のサポートなしに支援することは不可能です。リンパ浮腫患者さんは、いつも自分をまるごと理解しサポートしてくれる人を探し求めています。リンパ浮腫に関する理解を深め、あなたを求める"Help"の声に応えて実際にケアに参加する時、以下のアドバイスを役立てていただきたいと思います。

1 覚えておきたいリンパ浮腫の身体的問題

以下に、覚えておくべきリンパ浮腫による身体的問題を書き出しました。患者さんはリンパ浮腫による身体的問題と一生付き合わなくてはならず、私たちにさまざまな心理・精神的なサポートを求めています。

① リンパ浮腫は深刻な慢性の病態です。
② 重だるさ、張り・突っ張り感、痛みを伴い身体機能の低下をもたらします。
③ 乳がん・婦人科がん、泌尿生殖器がん、悪性黒色腫などの悪性腫瘍の外科的治療の結果として生じることが多くあります。
④ むくんだ四肢やむくんだ部分は拡大し、重く、運動制限を生じます。
⑤ ボディイメージが変化しやすくなります。
⑥ 適切なケアが継続できないとリンパ浮腫は進行します（角化、線維化など）。ささいな皮膚の傷でも感染を起こしやすく、蜂窩織炎から敗血症などの重症感染症に発展することがあり、日ごろから注意が必要です。
⑦ 毎日のスキンケア、セルフケア、圧迫療法、運動療法が欠かせません。
⑧ 毎日のケアを行っていてもリンパ浮腫が悪化することがあり、よい状態を維持することが難しいと感じることもあります。

2 患者さんへのアプローチ

　手術などの医療行為によって二次的に引き起こされたリンパ浮腫に対し、多くの医療者は「原疾患を治すためにはしかたがないこと」であると説明してきました。しかしリンパ浮腫がもたらすさまざまな問題やその解決法については情報が少なく、患者さんには医療者に裏切られ見捨てられたという怒りや悲しみの感情が生じ、医療者に対し強い不信感を抱くようになります。

　誰にもつらさを理解してもらえないと思い込むと、孤独感に苛まれるようになります。重だるさや痛み・行動の制限やボディイメージの変化は不安・恐怖をもたらし、今まで1人でできていたことができなくなることで、自己への価値観を喪失し、絶望を感じるようにもなります。

　ではリンパ浮腫の患者さんの気持ちを支え、継続したケアを行うためにどのようにアプローチしたらよいのでしょうか？

　まずはリンパ浮腫の病態について説明し、「完全にもとのようには治らないこと」を理解してもらうことです。治療しなければ悪化してしまうこと、効果的な専門のセラピストによる治療とセルフケアの両方を続けることが必要であることを伝えましょう。

　その上で患者さんが感じていることを確認し、いかなる状態にあっても感情的にならずアサーティブな話し合いをもち、解決に向けて一緒に努力することを保証してあげましょう。これからの長い期間にわたり患者さんをサポートしていく上で、何よりも大切なことは何といっても「患者さんとの信頼関係」です。

患者さんに伝えるべきこと ―心配しないで！―

① あなたは決して1人ではありません。あなたの周囲にはあなたの"Help"に応えようとするたくさんの人がいます。

② 急に怒りが生じたり、悲しみに打ちひしがれたり、わけもなく涙が出たりと感情の起伏が激しいのは頭がおかしくなったわけではありません。単なる自然な感情の変化であり、当たりまえのことなのです。

③ 動かずダラダラすることがあっても、怠けているわけではありません。

④ 以前の自分と比較して、今の自分を批判してはいけません。今頑張っている自分を褒めてあげましょう。

⑤ 嫌な気分になったら、心の内に秘めずオープンにして誰かに話してみましょう。

⑥ 嘆いたり、くよくよ悩む自分も許してあげてください。

⑦ 簡単な内容でよいので、手に届く目標を見つけましょう。目標達成することで自信がつき、前進する活力を産み出してくれます。

⑧ 泣きたくなったら、自分をわかってくれる友人に電話をしてみましょう。

⑨ サポートグループや患者会を訪ねてみましょう。きっと同じ思いをしている仲間を見つけることができ、互いの励みになるでしょう。

⑩ 結婚指輪ができなくなったら、ペンダントヘッドにしてみましょう。

⑪ 浮腫の部分に合わせて選んだサイズの服が自分らしくないように思えたら、新しいファッションスタイルにもチャレンジしてみましょう。

⑫　自分の気分や感情の変化を書き出して、どのように解決したかをチェックしておきましょう。再び同じ状況に陥った時、それは乗り越えるために役立つでしょう。

⑬　健康維持に努力しましょう。十分な睡眠をとり、栄養や水分を補給し、適度に運動をして、気分のリフレッシュを心がけましょう。

⑭　心地よいと感じることを見つけ、ストレスを解消しましょう。

⑮　あなたの生活スタイル、時間、体調に合わせて仕事をすればよいのです。

⑯　どんなことでも、1人でできなければ2人でやってみましょう。

⑰　セルフケアを毎日の日課に組み込んでしまいましょう。

そして何より大切なことは

⑱　セルフケアに限界を感じたら、遠慮なくセラピストに相談してください。

3　患者さんの家族・友人へのアプローチ

　リンパ浮腫の患者さんは、身体的にも精神的にも周囲の人の助けを必要としています。特に患者さんと密接な関係性をもつ家族や友人は、患者さんの激しい感情表現に戸惑い、強いストレスを抱くことも多いでしょう。ここでは患者さんとよい関係性を保ちながら、ケアを支援していくためのアドバイスについてお話しします。

患者さんの家族・友人に伝えるべきこと

①　まず、リンパ浮腫についてよく知ることが必要です。

②　患者さんの気持ちをそのまま聴いてあげてください。悲しみ、不安、心配、絶望などのネガティブな感情から出る言葉であっても、そのままを聴き、受けとめ、理解しようとしていることを伝えてあげてください。

③　ただちに問題を解決しようとはせず、しばらくその気持ちに寄り添いましょう。

④　患者さんが自分で答えを見つけるのを待ってあげてください。自分の感情や思考、行動目標などを押しつけることなく、相手の視点に立って考えてみてください。

⑤　相手の優れた点を見つけてあげましょう。リンパ浮腫を抱えていても前向きに生きていくための自信や勇気が備わっていることに気付かせてあげてください。

⑥　患者さんの気持ちを確認し共感することは、患者さんが身体的・精神的問題をうまく乗り切る助けとなります。

⑦　結果がどうであれ、問題に前向きに取り組む姿勢や努力した内容に対して褒めてあげましょう。

⑧　怒りや悲しみ、絶望などのネガティブな感情をぶつけられても、それはあなた自身に問題があるわけではありません。そうした感情がどこから沸き起こってくるのか一緒に考えてあげましょう。

⑨　スキンシップも大切なコミュニケーションです。

⑩　患者さんにどのように接したらよいかわからなくなったらセラピストに相談してください。

4 医療スタッフへのアドバイス

がん治療などの結果として生じた続発性（二次性）リンパ浮腫の患者さんは、時として、医療者に対し見捨てられ感をもっていたり裏切られたと感じているなど、強い医療不信に陥っています。そのため、なかなか医療者に心を開けず、治療やケアに関するアドバイスにも耳を傾けることなく拒否的な態度を取り続けることもあります。信頼関係がようやく成立した後も、引き続き患者さんの気持ちを支え、共感し、全人的にサポートするのは容易なことではありません。

前述の患者さんの家族・友人に対するアプローチで述べた内容は、医療者にとっても重要なアプローチ方法です。加えて、ここでは医療者がリンパ浮腫の患者さんとうまく付き合っていくためのアドバイスをお話ししましょう。

医療者へのアドバイス

① 真実を話すことで、信頼関係はより深いものになります。中途半端な同情やアドバイスはかえって患者さんの怒りや不信を誘います。

② あなたは患者さんの気持ちをより深く理解したり、あなたの技術や知識をもっと広げたり、あなた自身の考えや感情を省みたりといったことはコントロールできても、患者さんの体調・感情まではコントロールできません。患者さんのすべてを背負うことなど、しょせんできることではないのです。どう頑張っても患者さんの人生を変えることはできません。自分にできることとできないことを整理し、できないこともあるとはっきり伝えてもよいのです。

③ 患者さんは一生リンパ浮腫と付き合っていかなければならず、セラピストや医療者とも当然長い付き合いとなるわけですが、あくまでも情に流されず、互いの距離を保ちながらよりよい相互関係を維持するよう努力しましょう。

④ 状態が悪化したり、なかなか症状緩和が得られない時、患者さんは怒り、あなたを責めることもあるでしょう。しかしあなたのケアやアプローチが悪いわけではありません。自分の力を信じてまっすぐに患者さんと向き合えば、必ず患者さんはあなたに心を開いてくれます。

引用・参考文献：

- McMahon E. : Overcoming the Emotional Challenges of Lymphedema. San Francisco : Lymph Notes, 2005.
- Rowland JH, Massie MJ. : Brest Cancer. In : Holland JC, eds. Psycho-Oncology. New York : Oxford University Press, p.380-401, 1998.
- Tunkel R, Passik SD. : Rehabilitation. In : Holland JC, eds. Psycho-Oncology. New York : Oxford University Press, p.828-836, 1998.

第7章

リンパ浮腫ケア Q&A

- そこが聞きたい、リンパ浮腫ケア Q&A

そこが聞きたい、リンパ浮腫ケア Q&A

アセスメント編　➡P.27〜35

近藤敬子・松尾里香・山本香奈恵

Q1 リンパ浮腫、全身性浮腫、慢性静脈不全の見分け方がいまひとつわかりません。実際にどう違いますか？

A おおまかな違い・考え方などについては、本文の「浮腫を知る（→ p.29）」「浮腫を見分ける（→ p.30）」などにご紹介しました。ですが、これらはあくまで"目安"であり、ご紹介した比較だけで浮腫を決めて治療してよいという意味ではありません。リンパ浮腫を鑑別・確定診断するには、それを目的とした検査（→ p.14 〜 16）が必要です。

患者さんの全身状態や治療、既往歴などにより、それぞれの浮腫の病態が混在していることもあります。必ず主治医に相談・確認の上ご判断ください。

スキンケア編　➡P.49〜58

近藤敬子・松尾里香・山本香奈恵

Q2 なぜスキンケアは必要なのですか？

A 浮腫がある皮膚は、見た目に問題がなくても、とても脆弱で、乾燥しやすく、もろくなっており、ちょっとしたことで傷つき・炎症を起こしやすい状態です。浮腫の治療・ケアは大なり小なりすべてが皮膚に刺激を加える療法ですので、日ごろから炎症を予防し、常に治療・ケアができる皮膚コンディションでいることが大切なのです。

Q3 スキンケアを行う際にはどのような保湿剤が一番よいですか？

A 患者さんの身体に合った"かぶれないもの"であることはもちろんですが、広範囲に伸びやすい「ミルキーローションタイプ（乳液状）」のものがおすすめです。アルコールなどの刺激成分や添加物が少なく、保湿成分の多いものがよいと思います（p.50 参照）。

Q4 保湿剤はいつ塗ればよいですか？

A １日１〜２回、朝と入浴後などにしっかり塗るのが基本ですが、１日１回の場合は、MLDの後もしくは入浴後に塗るとよいでしょう。弾性着衣（弾性スリーブ・弾性ストッキング）を使用している場合は、着用前には塗らず、脱いでから塗布するようにします。

Q5 保湿剤はどの程度塗るのがよいですか？

A 全身がしっとりと潤う量を塗ります（p.51 参照）。

Q6 蜂窩織炎などでケアができない時は、保湿ケアもやめたほうがよいですか？

A 炎症や蜂窩織炎などでMLDや圧迫ができない時でも、保湿ケアは継続します。ですが、皮膚の炎症が明らかで、ケア自体が過剰刺激になると思われる場合は無理をせず、落ち着くまで保湿ケアも休止することがあります（p.54 参照）。

Q7 皮膚から汗のように滲出液がみられます。これは何ですか？

A それは皮膚が浮腫でパンパンになり、行き場がなくなったリンパ液が毛穴を通して出てきた「リンパ漏」という状態かもしれません（→p.20、55）。主治医に診察してもらいましょう。

医療徒手リンパドレナージ（MLD）編　→P.59〜67

近藤敬子・松尾里香・山本香奈恵

Q8 MLDはいつ、どのくらい行うのがよいですか？

A 1日2回、朝（午前中）と夜（入浴時または入浴後）に行うのが望ましいのですが、少なくとも1日1回は行います。

Q9 1回につき、どのくらいの時間が必要ですか？

A 専門のセラピストが正規に行うMLDにかかる時間は、およそ60〜80分くらいですが、患者さんがセルフケアとして行ったり、病院で看護師が行う場合は、1回につき約15〜20分くらいが必要です（付属DVD参照）。

Q10 看護師が行う時間の余裕がない場合はどうしたらよいですか？

A 患者さんが早い時期からセルフケアとして行うことができるように、指導することをおすすめします。セルフマッサージができる患者さんなら、事前にMLDを行う時間を決めておき、それまでに患者さん自身で、前処置（肩回しと腹式呼吸、体幹部にリンパ液が流れる「道」をつくるマッサージ）をやっておいていただくようにします。その後、看護師が硬くなった場所をほぐしたり、背中の面（後面）のMLDを行うとよいでしょう。

終末期の患者さんのように、自分でできなくなった場合は、過剰負荷をかけないこと、ケアを継続できることが特に大事な視点となります。看護師が訪室時や体位変換の際に肩回しやほぐし手技（→p.62）を5分くらいで行ったり、清潔ケアや保湿ケアの時にマッサージの手順を意識して行うなど、ちょこちょこと回数を分けて行ったり、日常のケアに組み込む工夫をすると、過剰負荷になりにくく、スタッフみんなでケアを継続できると思います。

Q11 病棟スタッフ間で提供できるMLDの技術に差があります。この場合、患者さんにはどのように伝えたらよいでしょうか？

A スタッフが専門のセラピストから全員一斉にMLDを学ぶというのが理想的です。専門のセラピストがいない場合、スタッフの数人が専門的な知識や技術を講習会などで正しく学び、そのメンバーを中心に現場の患者さんのケアに反映させながら、手技を伝達したり、病棟・院内勉強会などで広めていくとよいでしょう。患者さんがスタッフ全員が同じようにできないことに対して不安を抱かないように、最初に「今、看護師全員が同じようにMLDができるように学んでいる」ことを伝えておくとよいでしょう。

Q12 MLDは、どのくらいの圧をかけて行うのですか？

A MLDはぐいぐいと揉んだり、体重などの加重をかけて指圧したりしません。"手を密着させ、軽い圧で、皮膚を最大限に大きく・有効に動かす"ことがポイントです。p.64〜67にある手順や、付属のDVDを参考にしてください。

Q13 ハドマー®やメドマー®などのマッサージ器を使ってもよいですか？

A　毛細リンパ管は髪の毛くらいの細さなので、マッサージ器などで硬い浮腫の場所と軟らかい場所を同じように強い圧力でマッサージすることで、かえって毛細リンパ管を傷つけ、浮腫を増強させる可能性があるばかりか、線維化がすすみ、浮腫を改善しにくくさせることがあります。

患者さんは浮腫が増強すると、揉み圧（ダイヤル設定）をさらに強くしたがることがありますが、下肢の場合にはそれが陰部の浮腫を発症させる原因になることもあります。不適切な方法で使用すると、末梢部にうっ血を生じることもあるので、どうしてもマッサージ器を使用したいという方には、使用上の注意をよく読んで正しく使用してもらい、事前事後に基本のMLD（→p.64〜67）を取り入れて行うようにしましょう。

Q14 左上肢リンパ浮腫の患者さんですが、右上肢にも両下肢にも浮腫がみられ、最終的にどこに流してよいのかわかりません。このような時はどうしたらよいですか？

A　ご質問の文章だけではなんとも言えませんが、MLDの一般禁忌と腹部の禁忌があって、左右の両上・下肢のすべてが"リンパ浮腫"であれば、残念ながらどこにも流せない状態です。全身性浮腫とリンパ浮腫が混合した浮腫であれば、全身性浮腫を治療して状態の変化を確認しながらケアを行います。

質問の患者さんが終末期の患者さんの場合、特に循環動態に大きく影響しやすいことを考慮すると、積極的に浮腫を改善する治療の適応とは言えません。ですが、皮膚を十分に保湿し、硬い浮腫が軟らかくなることで患者さんのつらさをやわらげることができるでしょう。症状緩和を目的に、体に負担の少ない方法（全身の保湿ケア・肩回しと腹式呼吸・浮腫の場所に軽い圧をかけるほぐし手技・関節の軽い運動・良肢位の保持）を、できることから行い、その効果や副作用（つらくなっていないか、呼吸困難・腹部膨満感が増していないかなど）をみながら、徐々にケアを調整するとよいと思います。

Q15 抗がん薬を使用している患者さんのマッサージはどうしたらよいですか？

A　抗がん薬を使用するということだけでも、体には大きな負担がかかります。その内容にもよりますが、副作用が強く現れる時期は、積極的なMLDは控えましょう。全身状態を確認し、輸液による心負荷や副作用・骨髄抑制に伴う感染症・出血傾向がなければ無理のない範囲でのMLDを行うことがあります。状況によってケアの判断や対応が異なるため、まずは主治医と相談するとよいでしょう。

Q16 中心静脈カテーテル（CV）が入っている場合などのMLDはどうしたらよいですか？

A　CVが鎖骨下や鼠径部などに入っている場合でも、基本的にリンパの流れにはほとんど影響していないと思われます。感染や炎症徴候がなければCVが入っている場所を避け、MLDを行うことが可能です。ただし、輸液による心負荷があることを念頭に置き、体調の変化を密に観察しながら、実施しましょう。患者さんの状態によってケアの判断や対応が異なりますので、必ず事前に主治医と相談してください。

圧迫療法編　→P.68〜80

近藤敬子・松尾里香・山本香奈恵

Q17 指包帯（エラストムル包帯）はどうしても必要ですか？

A　指包帯は指先の保護と、末梢から中枢に向けて圧をかけていく弾性包帯法により、指にリンパ液がたまらないようにする目的で行います。指包帯ができない場合、綿の

素材の薄い生地の手袋をしたり、5本指の靴下などを代替にして行うことがあります。

Q18 指定されている包帯をきちんと揃えることができません。他で代用できるものはありますか？

A 弾性包帯を直接肌に当てて巻いたりすることで炎症を起こさないよう、事前に肌にやさしい素材で、皮膚を保護するようにしましょう。リンパ浮腫治療に使用する衛生材料に関しては、それらを使用し、その方法で行う"理由・意味"があります。安全性を考えると、基本的には、正規のものを揃えて専門のセラピストの指導・協働のもとに行うことをおすすめします。

なお、弾性包帯類は現在、さまざまなメーカーが製品を出しています（→ p.80）。直接メーカーに問い合わせて購入できますが、病院に出入りしている業者が取り扱っていたり、新たに取り扱ってくれる場合も増えていますので、確認・交渉してみるとよいでしょう。

Q19 全種類を巻いている時間がありません。簡単にすることはできますか？

A 最低限必要な考え方は、①皮膚面を包帯の刺激から守る、②適切な圧をかけることです。あまり簡易な方法にすると、皮膚を傷つけ、浮腫を悪化させる危険性があるので、基本は正しく全種類を巻くようにします。暑さが厳しい夏など、発汗が多い場合には巻く本数を調整したり、パッティング包帯（→ p.70～73）をはずして行うことができます。

Q20 圧迫する際、どのくらいの圧をかけて巻けばよいですか？

A きつすぎるとチアノーゼやしびれ、痛みを生じます。逆にゆるすぎるとずり落ちるだけでなく、圧迫療法としての効果が十分に得られなくなります。浮腫や全身状態により巻き方や圧を調整しますが、大切なのは、包帯の伸びを利用し「ギュー」と締め付けるのではなく、"皮膚に沿うようにのせ、しっかり密着させる"ことです。患者さんがつらくなく生活でき、さらに圧迫療法の効果も期待できるように、浮腫がみられる患部の"面"に垂直に圧をかけるように巻きましょう。

Q21 包帯は夜も巻いたままで大丈夫ですか？

A 本文でご紹介した方法であれば、基本的には夜間も巻いたままで大丈夫です。夜間は一番上の弾性包帯だけをはずし、翌朝改めて巻き足すのもよいでしょう。

Q22 夜間の圧迫療法は、日中と同じようにしてもよいのでしょうか？

A 水分の貯留が多く、線維化がすすみ、皮膚の厚みがある場合は、夜間にも圧迫を続けると治療効果を促すことができます。夜間に行うのは、皮膚や関節、リンパ管への影響を考えると弾性包帯法が望ましいでしょう。日中の活動時に適切に圧迫することにより、筋ポンプ作用と連動し、排液効果が高まります。夜間は少しゆるめにしておくと安眠できます。患者さんの状況で、包帯をすることが難しく、日中に弾性着衣を使用している場合は、少しゆるくなった弾性着衣を活用することもあります。

Q23 圧迫療法を夜間のみ中止すると、効果はどの程度になるのですか？

A 圧迫はできるだけ継続したほうが効果が高まります。特に水分貯留や線維化が強くみられる場合は、24時間近く継続すると有効だと思います。日中ずっと圧迫療法をしている場合、夜間だけでも圧迫から開放されると、患者さんのストレスがやわらぎ、皮膚を

休めることができます。浮腫の状態や患者さんの希望や意向によりますが、きちんと日々のケアをしていれば、臥床している夜間は日中より重力がかかりにくいことから、圧迫療法を休止しても浮腫がいきなり増強するような影響はないと考えられています。

Q24 弾性包帯と弾性スリーブ・ストッキングはどう使い分けると効果的ですか？

A 治療開始初期であり、今後、浮腫のサイズや状態が変わる可能性がある時には、弾性包帯法が望ましいでしょう。弾性包帯法で浮腫の状態が安定するまで改善させ、その状態を維持するために、弾性着衣（弾性スリーブや弾性ストッキング）を併用することがあります。ですが、患者さんの多くは、簡易な方法である弾性着衣を好むようです。実際、浮腫を改善するために最初から弾性包帯法を行うと、体が圧迫されることに慣れておらず、さまざまな苦痛が生じるため、患者さんが恐怖感を抱いて治療を継続しなくなることもあります。リンパ浮腫の治療はその後も患者さん自身が継続されていくことが大切ですので、ケアを開始したばかりの時は、"これ以上浮腫を悪化させない"という視点で、まずは患者さんが自分でケアできる方法で始めるとよいでしょう。

弾性着衣を使用し始めたあと、日によって浮腫が強い時などに弾性包帯法を併用すると、より効果があります。患者さんの体の変化・精神状態をみながら、状況によっては弾性包帯法が必要になることを伝え、少しずつ治療効果や経過を伝えながら弾性包帯法の併用をすすめていくとよいでしょう。

Q25 包帯を巻いて移動した組織液をどのように解消したらよいですか？

A 弾性包帯を巻いた状態のまま、MLDの手順のうち、「後処置（→ p.65、67）」を念入りに行うと、排液効果が高まり、解消できます。

Q26 腕に麻痺がある場合、圧迫療法はどう行ったらよいですか？

A 専門のセラピストならば、はじめから圧を弱めに配慮して行うことができますが、専門家がいない場合は、安全性を考えるとMLDを中心に行い、圧迫療法は無理のない範囲で行うとよいでしょう。麻痺がある場合、可動域が狭まり、関節拘縮を進行させたり、循環障害を来しても気づかないことがあるので注意して行いましょう。なお患肢に麻痺があると手関節が支えにくいため、弾性スリーブやミトンの着用が難しいことがあります。このような時には「チューブ包帯（レディグリップなど、p.80）」を代替に使用することがあります。

Q27 中心静脈カテーテル(CV)が入っている場合などの圧迫療法はどうしたらよいですか？

A 全身状態を考慮し、圧力を加減・調整して行うようにしましょう。患者さんの状態によってケアの判断や対応が異なりますので、必ず事前に主治医と相談します。

薬物療法編

濱本貴子

Q28 リンパ浮腫には、利尿剤や漢方薬などの薬剤は使用したほうがよいのでしょうか？また、使用していてあまり変わらない場合でも、ずっと続けていたほうがよいのでしょうか？

A 結論から申し上げますと、リンパ浮腫に確実に効果のある薬剤というものはないといわれています。特に、明らかな効果が得られないまま長期間漫然と投与される利尿剤は、血液濃縮や血中電解質バランスの不均衡を引き起こし、効果どころか副作用のほうが強く出てしまうこともあり、注意が必要です。た

だし、痛みを伴うような緊満感のある浮腫の場合や、終末期の浮腫などには症状の緩和を目的として短期間の利尿剤投与を行うこともあります。いずれにせよ全身状態を十分に観察の上、やはり漫然とした投与は避けるべきであると思われます。

五苓散・柴苓湯・牛車腎気丸などの漢方薬は人によっては効果的な場合もあるようですが、体質によって薬剤の効果も異なりますし、そもそも漢方薬単独でリンパ浮腫が治癒するものではないと考えていただいてよいと思います。また、エスベリベン（メリロートエキス）はリンパ流を向上させるとされ、わが国では唯一のリンパ浮腫治療薬ともいわれてきましたが、欧米では肝障害などの副作用も指摘されており、これもまた漫然と使用することは避けるべきであると考えます。

いずれの薬剤にしろ、効果が得られない場合には投与を中止するべきであり、あくまでリンパ浮腫ケアの補助手段の1つと考えておいたほうがよいでしょう。

Q29 薬剤（利尿剤や漢方薬、エスベリベンなど）はどういう時に使用したらよいですか？

A Q28の通り、リンパ浮腫は「薬を飲んだら治る」という疾患ではありません。治療の開始にあたって試験的に使用し効果があれば継続、効果がみられなければ投与を中止するといったスタンスで薬剤を用いてみてもよいかもしれませんが、個人的な見解としては、特別な場合（腎障害・心機能低下など全身性浮腫を伴う場合や終末期などで腹水・胸水のコントロールが必要な場合など）を除いては、必ずしも薬剤の投与を行う必要性はないと考えています。

Q30 薬を飲んでいても、リンパ浮腫のケアは必要ですか？

A どのような薬剤を使用する場合でも、ケアは必要です。薬剤はあくまで補助的なものであり、ケアを怠ると浮腫は増強するものと考えておいたほうがよいでしょう。

アロマ編
佐藤佳代子・近藤敬子・松尾里香・山本香奈恵

Q31 アロマテラピーはどういった時に行うと効果的ですか？

A 補完治療の1つとされるアロマテラピーは、植物のもつ芳香成分を利用した自然療法のことをいい、肌に直接触れるためタッチングとマッサージの効果、精油の薬理作用、香りの癒し効果などを通じた"心身相関"の効果があります。いらいらや不眠、不安、気持ちの落ち込みやざわつき、苦痛がなかなか軽減せず、苦悩している患者さんなどに行うと効果的です。

Q32 MLDをする時アロマオイルを使用するとしたら、どんな注意をすればよいですか？

A 直接皮膚に塗布すると、全身の皮膚を通して精油の成分が比較的多く体内に取り込まれ、精油の影響を受けやすくなります。使用法を誤ると著しく健康を損ねる可能性がありますので、漢方と同様に、個々の状態に合わせた精油の選択が必要です。必ず医療用のアロマテラピーに関しての知識を有する専門家に相談し、熟慮してから行うようにしましょう。

Q33 どのようなオイルを使用すればよいですか？

A 精油の中には、日光などの強い紫外線と反応して炎症を引き起こす成分（光毒性成分）を含んでいるものがあるので、注意が必要です。トリートメントで肌に使用する場合は、ホホバオイル、スウィートアーモンドオイルなどのキャリアオイル（植物性）で1％以

下に希釈することが一般的です。ラベンダーやティートリーの精油は例外的に原液を肌につけることができるといわれていますが、肌の弱い方は避けたほうが無難です。

精油は純度の高いよいものほど効果がありますが、精油の使用によっては症状を逆に増強させる場合もあります。特に肌に直接使用する場合は安易に選択せず、必ず医療用のアロマテラピーに関しての知識を有する専門家に相談し、熟慮してから行いましょう。

Q34 アロマオイルを使用してよい時と、そうでない時の判断の基準はどのようにしたらよいですか？

A リンパ浮腫のケアにおいては合併症が生じていない場合は、併用することができます。終末期におけるケアにおいては、精油の濃度、マッサージの刺激量などが過剰にならないように、患者さんの身体状況・物理的刺激に対する反応を熟慮した上で行いましょう。

Q35 アロマオイルのコストは保険診療でとれますか？

A 病院施設で行う場合、オイルのコストは保険診療ではとれません。アロマオイルを使用したマッサージを外来で行っている施設では、自費診療で行っているところが多いようです。

その他

近藤敬子・松尾里香・山本香奈恵

Q36 今、リンパ浮腫はありません。術後数年経てば、患肢でも採血などしてよいですか？

A リンパ浮腫はすべての患者さんに起こるとは限りませんが、治療後何年経っても、疾患自体が治癒しても、患肢での採血や点滴、血圧測定などをきっかけに発症する可能性が十分あります。そのため、術後、何年経過しても、極力避けるように注意しましょう。

Q37 炎症症状がある場合（WBC増加・CRP上昇）、リンパ浮腫のケアをいつ開始したらよいですか？

A 急性炎症がある場合、速やかに主治医の診察を受け、スキンケア以外のMLD・圧迫療法・運動療法を休止し、佐藤式冷却法（→p.53）を行います。熱感や発赤が消失してからも、数日間は様子をみて、大丈夫そうであれば主治医の許可を得てからケアを開始します。炎症が局所的であったり、慢性的（悪性腫瘍の進行などによるCRPの上昇など）な場合は、主治医が許可すれば、炎症の徴候が残っていてもケアを開始することがあります。その場合も無理せず行うことが大切です。状況によってケアの判断や対応が異なるため、主治医と相談して再開するとよいでしょう。

Q38 終末期の患者さんのケア（例：予後3週間で、改善困難な場合）は、皮膚のケアだけでなく、苦痛が軽減されるならマッサージを行ってもよいですか？

A 全身衰弱が進行している終末期の患者さんの場合、治療・ケアによる全身へのリスクが高い上、その治療効果自体が得られにくいことから、浮腫を減らす目的で行う治療の適応とは言えません。看護師はたとえ患者さんが「やってほしい」と言っても、生命に危険をもたらす可能性もあるため、浮腫を減らす積極的なケアは行わないほうが無難です。終末期の患者さんのリンパ浮腫による苦痛は薬物療法だけでは軽減しにくく、患者さんは「もう何もできない、してもらえない」というつらい想いを抱いていることがあります。また家族も腫れた手や足を目の前にして何もできないもどかしさを感じていることもあります。どこまで、どのようにケアするかを必ず事前に主

治医と相談し、主治医が許可した場合は"絶対に無理なケアはしない"ことを原則とします。その際は、できるだけ全身への負担が少ないマッサージやタッチングなどの"患者さんが気持ちよいと感じる方法"で、浮腫を軟らかい状態に維持できるようにするとよいでしょう。

Q39 自分の勤務する施設にはリンパ浮腫治療に精通する専門家（リンパドレナージセラピストやリンパ浮腫療法士）がいません。リンパ浮腫の専門的治療をしてもらう治療院はどのように探せばよいですか？

A インターネットで、「リンパ浮腫治療施設　一覧　治療院（または医療機関、病院、リンパ浮腫外来など）」を入力すると、治療施設を限定して調べることができます。上記の検索結果で上がってくる、「日本医療リンパドレナージ協会」のホームページでは、協会に登録するセラピストの治療施設が検索できます。

患者さんから「リンパ浮腫の治療を受けられるところを知りたい」といわれた場合、自分で検索できる方には、「リンパ浮腫治療施設で登録されている医療機関（病院・リンパ浮腫外来）はたくさんあります。中には、診断・手術、漢方薬の処方のみで、複合的治療（リンパドレナージなどの施術）を行っていないところもあります。また、医療機関によって、予約方法などの受診手順や必要な書類、行っている治療が異なることもあります。受診前に直接、治療施設に連絡し、確認されることをおすすめします」と、お伝えしておくとよいでしょう。

そして、患者さんに専門的治療の必要性（強制ではない）と、自費治療であることなどを伝え、通院可能で、受療の希望があれば、<u>患者さん（またはご家族）</u>に、自分が通院できる、自宅に近い地域で、医療リンパドレナージセラピストやリンパ浮腫療法士の資格を習得し、複合的治療を行っている治療院（あん摩マッサージ指圧師が個人開業している治療院）を探していただきます。

通院可能で、受療の希望があっても、一人暮らしの高齢者など、患者さん自身で治療院を探せない場合は、患者さんが治療院に行く手段（車・バス・電車・徒歩・自転車・バイクなど）や条件・希望などを確認し、看護師が検索を代行します。そして、<u>いくつか候補の治療院の連絡先を紹介しますが、治療院の選択と</u>、治療院への連絡や問い合わせは、<u>患者さん（またはご家族）</u>にしていただきます。

受診の方法や、どんな治療をどのようにするかなどの詳細は、治療院に連絡した際、<u>直接、担当セラピスト・リンパ浮腫療法士に相談して</u>いただくように伝えておきます。

＊2016年4月の診療報酬改定で、専任の医師がいる保険医療機関で提供するリンパ浮腫の治療に、「リンパ浮腫複合的治療料」の加算がとれるようになりました。（詳細はp.132～133参照）治療院での治療はこれまで同様、自費治療で保険適応はないことに対し（希望すれば治療継続は可能）、保険医療機関（規定の算定要件・施設基準を満たし、認可された保険医療機関）でリンパ浮腫の治療を受ける場合、保険が適応できます。この保険適応は、乳がん・婦人科がん・前立腺がんの手術後の患者さんのみで、1回に行う治療時間・治療内容・方法、受けられる治療回数・治療期間などに細かい制約があります。厚生労働省のホームページや近隣の医療施設などで治療を行っているところがあるかなどについて、確認しておくとよいでしょう。

Q40 治療院で受療する際、必要なものはありますか？

A 複合的治療を行う治療院の多くは、受療する際、主治医による依頼書（診療情報提供書）が必要です。

必要なものは治療院により異なりますので、治療院に連絡した際、直接、担当セラピスト・リンパ浮腫療法士に確認するように、患者さんに伝えておきましょう。

Q41 患者さんが治療院で受療されるようになりました。看護師はどのようなことをしておけばよいですか？

A 主治医からの依頼書（診療情報提供書）を受け取った治療院の多くは、主治医に書面で返事をします。その後の治療経過も報告書にして、定期的に送ってくれる治療院もあります。

治療院で受療を継続でき、症状が改善・安定している患者さんの場合は、患者さん自身（またはご家族）に、治療院と医療施設との連携窓口になっていただいてよいと思います。

看護師は、診療科受診の際に、治療院での様子や困ったことはないか、合併症の発症はなかったかなど、状況を聴き、得た情報を記録に残すようにします。

なお、合併症を起こした時や、終末期の患者さんの治療を依頼している場合などは、医療施設と治療院が連携し、互いにタイムリーに適切な対応を行うことが必要かつ重要です。

事前に、担当セラピスト・リンパ浮腫療法士への連絡先と方法をカルテに明記しておくとともに、患者さんや担当セラピスト・リンパ浮腫療法士に、「リンパ浮腫について相談できる窓口」（施設内に特設されていなければ、担当診療科など）を伝えておきましょう。

あとがき

　前書である『ベッドサイドのリンパ浮腫ケア』を執筆するきっかけは、私がリンパ浮腫外来を設立するまでの4年間の活動を学会に発表したことでした。発表を聴いた編集者から、リンパ浮腫ケアについての執筆とリンパマッサージ・弾性包帯法の動画作成の依頼がありました。私たち三人（私・松尾・山本）は、プロのカメラマンによる撮影はもちろん、脚本をつくるのも、ナレーションするのも、それに合わせて実演するのも初めてで、すべてが手探りの挑戦でした。最初の10分くらいは緊張もあり、カメラマンの指示ですすめたのですが、松尾の「ちょっと撮ったものを見せていただけますか？」の一言をきっかけに、後は「こちらから、こう撮ってほしい」「このときはもう少し、こう見えるように撮ってほしい」など、私たちが細かい注文を出しながら撮影しました。後日、聞いた話では、編集長もカメラマンもリンパ浮腫ケアの実際を見るのは初めてで、無我夢中ですすめる三人の勢いとペースに圧倒され、何もいえなかったそうです。

　撮影に使用したバスタオルは、私の私物を持参し、弾性包帯は三人が研修の時に使用していたものを持ち寄り、きれいなものを選びました。あとで動画を見ると、パッティング包帯（綿の包帯）の毛羽立ちやロール包帯の変色があり、後日、そのことを仲間に話したら「外来に患者さん用の新品もあったでしょ？それを使えばよかったじゃない？」といわれ、三人で顔を見合わせ、大笑いしました。本書にはそんなエピソード満載のDVD（看護師が患者さんに行うリンパドレナージと弾性包帯法）を付録しました。ご堪能・ご活用いただければ嬉しく思います。

　また、2008年の診療報酬改定でリンパ浮腫指導管理料の算定が得られるようになって、退院時指導やリンパ浮腫ケアを担当する看護師から、「退院時指導で何をどう伝えればいいか、わからない」「指導するのが不安」「なかなか思うようにできない」という声が聞かれるようになりました。その声にこたえるため、2013年、私たちは「リンパ浮腫ケアをする"あなた（看護師）"を応援する」をコンセプトにした『リンパ浮腫の退院時セルフケア指導』をつくりました。この本は、誰にも言えない、聞けない、教えてもらえない、看護師だからこそ感じる悩みや知りたい対処方法、考え方のコツなどを具体的にご紹介しています。患者さんと一緒に見ながら指導できるように、看護師が患者さんに行うセルフケア指導（セルフマッサージ、弾性スリーブ・弾性ストッキングの着脱）のDVDを付録しました。本書同様、ご活用いただければ嬉しく思います。

日本の医療現場では、看護師のケアで診療報酬が算定できるのはごく一部で、専門的な資格を取得した看護師がその知識や技術を十分、活かすことが難しい実情があります。近年、リンパ浮腫外来を設立する施設が増え、今年4月、医師の指示のもと、セラピストの資格を有す看護師が提供する治療・ケアに診療報酬が得られるようになりましたが、さまざまな理由から、まだまだ「リンパ浮腫のケアができない」と苦悩する看護師は多いと察します。

　大切なのは「患者さんがつらくならないようにすること、つらくなってから特別な"なにか（専門的治療・ケア）"をしなくてもいいようにすること」です。最初から完璧に、全部できなくてもよいのです。1人でやらなくてよいのです。スタートは何度でも、どこからでもよいのです。あなたが悔しさに握りしめた拳は、あなたの心です。少し力を緩めてみませんか？患者さんの「苦悩する声」に気づいた時、あなたの想いは、あなたがかけた言葉や触れたその手から、患者さんの心に届きます。それがあなたの"はじめの一歩"です。

　私は患者さんや仲間に教えられ、支えられ、育てていただいた看護師です。

　本書は「自分のようにつらい想いをする人がなくなるように、医療者のみなさんのお役に立てれば」と写真の掲載を了承してくださった患者さんの想いや願いをいっぱい込めてつくりました。あなたはもう1人で悩むことはありません。あなたにはたくさんの患者さんや仲間がいます。だから、何度でも私たちはあなたに「Not alone（1人じゃないよ）」を贈ります。

　あなたが患者さんを大切に想い、応援するように、
　私たちもあなたを大切に想い、応援しています。

　　　　　　　　　　　　　　　　　　　　　　　　2016年春　　近藤　敬子

資料

● 厚生労働省関連文書（抜粋）

厚生労働省関連文書（抜粋）

●リンパ浮腫指導管理料について

【B001-7 リンパ浮腫指導管理料 100 点】

注1　保険医療機関に入院中の患者であって、子宮悪性腫瘍、子宮附属器悪性腫瘍、前立腺悪性腫瘍又は腋窩部郭清を伴う乳腺悪性腫瘍に対する手術を行ったものに対して、当該手術を行った日の属する月又はその前月若しくは翌月のいずれかに、医師又は医師の指示に基づき看護師、理学療法士若しくは作業療法士が、リンパ浮腫の重症化等を抑制するための指導を実施した場合に、入院中1回に限り算定する。

2　注1に基づき当該点数を算定した患者であって当該保険医療機関を退院したものに対して、当該保険医療機関において、退院した日の属する月又はその翌月に注1に規定する指導を再度実施した場合に、1回に限り算定する。

（1）リンパ浮腫指導管理料は、手術前又は手術後において、以下に示す事項について個別に説明及び指導管理を行った場合に算定する。
　ア　リンパ浮腫の病因と病態
　イ　リンパ浮腫の治療方法の概要
　ウ　セルフケアの重要性と局所へのリンパ液の停滞を予防及び改善するための具体的実施方法
　　（イ）リンパドレナージに関すること
　　（ロ）弾性着衣又は弾性包帯による圧迫に関すること
　　（ハ）弾性着衣又は弾性包帯を着用した状態での運動に関すること
　　（ニ）保湿及び清潔の維持等のスキンケアに関すること
　エ　生活上の具体的注意事項
　　リンパ浮腫を発症又は増悪させる感染症又は肥満の予防に関すること
　オ　感染症の発症等増悪時の対処方法
　　感染症の発症等による増悪時における診察及び投薬の必要性に関すること

（2）指導内容の要点を診療録に記載する。

（3）手術前においてリンパ浮腫に関する指導を行った場合であって、結果的に手術が行われなかった場合にはリンパ浮腫指導管理料は算定できない。

2016年4月1日現在

●弾性着衣の支給について（保発第0321002号より抜粋）

【目的】
　腋窩、骨盤内の広範なリンパ節郭清術を伴う悪性腫瘍の術後に発生する四肢のリンパ浮腫の重篤化予防を目的とした弾性着衣等の購入費用について、療養費として支給する。

【支給対象】
　上記悪性腫瘍術後の四肢のリンパ浮腫の治療のために、医師の指示に基づき購入する弾性着衣等について、療養費の支給対象とする。
　なお、弾性包帯については、弾性ストッキング、弾性スリーブ及び弾性グローブを使用できないと認められる場合に限り療養費支給の対象とする※。

【弾性着衣（弾性ストッキング、弾性スリーブ及び弾性グローブ）の支給】
（1）製品の着圧：30mmHg以上の弾性着衣を支給の対象とする。ただし、関節炎や腱鞘炎により強い着圧では明らかに装着に支障をきたす場合など、医師の判断により特別の指示がある場合は20mmHg以上の着圧であっても支給して差し支えない。
（2）支給回数：1度に購入する弾性着衣は、洗い替えを考慮し、装着部位毎に2着を限度とする。（パンティストッキングタイプの弾性ストッキングについては、両下肢で1着となることから、両下肢に必要な場合であっても2着を限度とする。また、例えば①乳がん、子宮がん等複数部位の手術を受けた者で、上肢及び下肢に必要な場合、②左右の乳がんの手術を受けた者で、左右の上肢に必要な場合及び③右上肢で弾性スリーブと弾性グローブの両方が必要な場合などは、医師による指示があればそれぞれ2着を限度として支給して差し支えない。）
　また、弾性着衣の着圧は経年劣化することから、前回の購入後6ヶ月経過後において再度購入された場合は、療養費として支給して差し支えない。
（3）支給申請費用：療養費として支給する額は、1着あたり弾性ストッキングについては28,000円（片足用の場合は25,000円）、弾性スリーブについては16,000円、弾性グローブについては15,000円を上限とし、弾性着衣の購入に要した費用の範囲内とすること。

【弾性包帯の支給】
（1）支給対象：弾性包帯については、医師の判断により弾性着衣を使用できないとの指示がある場合に限り療養費の支給対象とする。
（2）支給回数：1度に購入する弾性包帯は、洗い替えを考慮し、装着部位毎に2組を限度とする。
　また、弾性包帯は経年劣化することから、前回の購入後6ヶ月経過後において再度購入された場合は、療養費として支給して差し支えない。
（3）支給申請費用：療養費として支給する額は、弾性包帯については装着に必要な製品（筒状包帯、パッティング包帯、ガーゼ指包帯、粘着テープ等を含む）1組がそれぞれ上肢7,000円、下肢14,000円を上限とし、弾性包帯の購入に要した費用の範囲内とすること。

※　弾性包帯は、弾性着衣を使用できない理由がある場合のみ支給されます。弾性着衣を使用できる場合、弾性包帯と弾性着衣を両方使用して治療している場合は支給されません（自費購入となります）。

●リンパ浮腫複合的治療料について

【H007-4 リンパ浮腫複合的治療料】

1 重症の場合　　200点
2 1以外の場合　100点

注1　別に厚生労働大臣が定める施設基準に適合しているものとして地方厚生局長等に届け出た保険医療機関において、リンパ浮腫の患者に複合的治療を実施した場合に、患者1人1日につき1回算定する。

　2　1の場合は月1回（当該治療を開始した日の属する月から起算して2月以内は計11回）を限度として、2の場合は6月に1回を限度として、それぞれ所定点数を算定する。

（1）リンパ浮腫複合的治療料は、リンパ浮腫指導管理料の対象となる腫瘍に対する手術等の後にリンパ浮腫に罹患した患者であって、国際リンパ学会による病期分類Ⅰ期以降のものに対し、複合的治療を実施した場合に算定する。なお、この場合において、病期分類Ⅱ後期以降の患者が「1」の「重症の場合」の対象患者となる。

（2）リンパ浮腫複合的治療料は、専任の医師が直接行うもの又は専任の医師の指導監督の下、専任の看護師、理学療法士若しくは作業療法士が行うものについて算定する。あん摩マッサージ指圧師（当該保険医療機関に勤務する者であって、あん摩マッサージ指圧師の資格を取得後、2年以上業務に従事（うち6月以上は当該保険医療機関において従事）し、施設基準に定める適切な研修を修了したものに限る。）が行う場合は、専任の医師、看護師、理学療法士又は作業療法士が事前に指示し、かつ事後に報告を受ける場合に限り算定できる。いずれの場合も、患者1名に対し従事者1名以上の割合で実施する。

（3）リンパ浮腫複合的治療料は、弾性着衣又は弾性包帯による圧迫、圧迫下の運動、用手的リンパドレナージ、患肢のスキンケア及び体重管理等のセルフケア指導等を適切に組み合わせ、「1」の「重症の場合」は1回40分以上、「2」の「1以外の場合」は1回20分以上行った場合に算定する。なお、一連の治療において、患肢のスキンケア、体重管理等のセルフケア指導は必ず行うこと。また、重症の場合は、毎回の治療において弾性着衣又は弾性包帯による圧迫を行うこと（圧迫を行わない医学的理由がある場合を除く。）。

（4）当該保険医療機関において、直近1年間にリンパ浮腫指導管理料を50回以上算定していない場合は、リンパ浮腫の診断等に係る連携先として届け出た保険医療機関（直近1年間にリンパ浮腫指導管理料を50回以上算定しているものに限る。）においてリンパ浮腫と診断され、リンパ浮腫の複合的治療を依頼する旨とともに紹介されたもの（診療情報提供料（Ⅰ）を算定するものに限る。）についてのみ算定できる。

2016年4月1日現在

【リンパ浮腫複合的治療料に関する施設基準】

（1） 当該保険医療機関に、次の要件を全て満たす専任の常勤医師1名以上及び専任の常勤看護師、常勤理学療法士又は常勤作業療法士1名以上が勤務していること。
　　ア　それぞれの資格を取得後2年以上経過していること。
　　イ　直近2年以内にリンパ浮腫を5例以上経験していること。
　　ウ　リンパ浮腫の複合的治療について下記（イ）から（ハ）までの要件を全て満たす研修を修了していること。なお、座学の研修を実施した主体と実技を伴う研修を実施した主体が異なっても、それぞれが下記（イ）から（ハ）までの要件を全て満たしていれば差し支えない。
　　　（イ）　国、関係学会、医療関係団体等で、過去概ね3年以上にわたり医師、看護師、理学療法士又は作業療法士を対象とした教育・研修の実績があるものが主催し、修了証が交付されるものであること。
　　　（ロ）　内容、実施時間等について「専門的なリンパ浮腫研修に関する教育要綱」（厚生労働省委託事業「がんのリハビリテーション研修」リンパ浮腫研修委員会）に沿ったものであること。ただし、医師（専らリンパ浮腫複合的治療に携わる他の従事者の監督を行い、自身では直接治療を行わないものに限る。）については、座学の研修のみを修了すればよい。
　　　（ハ）　研修の修了に当たっては原則として試験を実施し、理解が不十分な者については再度の受講等を求めるものであること。

（2） 当該保険医療機関が、直近1年間にリンパ浮腫指導管理料を50回以上算定していること。
又は、リンパ浮腫の診断等に係る連携先として届け出た保険医療機関において、直近1年間にリンパ浮腫指導管理料を50回以上算定していること。

（3） 当該保険医療機関又は合併症治療に係る連携先として届け出た別の保険医療機関において、入院施設を有し、内科、外科又は皮膚科を標榜し、蜂窩織炎等のリンパ浮腫に係る合併症に対する診療を適切に行うことができること。

（4） 治療を行うために必要な施設及び器械・器具として以下のものを具備していること。
歩行補助具、治療台、各種測定用器具（巻尺等）

（5） 治療に関する記録（医師の指示、実施時間、実施内容、担当者等）は患者ごとに一元的に保管され、常に医療従事者により閲覧が可能である。

2016年4月1日現在

索引

数字・アルファベット

0 期	22,41,42
1 期	22,41,42
2 期	23,41,42
3 期	24,43,44
6cm 弾性包帯	70,71,72
8cm 弾性包帯	71,72
10cm 弾性包帯	71,73
10cm パッティング包帯	72
12cm 弾性包帯	73
15cm パッティング包帯	73
ADL・QOL の維持	28,85
CT 検査	13,15
CRP の上昇	19,123
CPT(Complex Phisical Therapy：複合的理学療法）	39,48,49
CV	119,121
dermal backflow	8
Foeldi, Michael	39
honeycomb 構造	15
ISL （国際リンパ学会）	39
MRI 検査	13,15
MLD （Manual Lymph Drainage：医療徒手リンパドレナージ）	40,45,49,56,59,81,101,117,118
MLD のポイント	61
non-pitting edema	18,23,24
pitting edema	13,22,23
Vodder, Emil	39

あ 行

あかぎれ	104
悪性黒色腫	110
悪性腫瘍治療に伴うリンパ節郭清	9
悪性リンパ腫	9
アズノール®軟膏	56
圧痕性テスト	41,44
圧迫下での運動療法	45
圧痕	13,18,74
圧痕が残らない浮腫	18
圧迫療法	20,40,45,48,49,68,101,120
圧迫療法の禁忌	68
洗い方	50
アロマオイル	61,122,123
安全で適切なケア	28
痛み	17,19,29,56,85
一般禁忌	40,59,68
イディアルビンデ	73
医療者へのアドバイス	113
医療徒手リンパドレナージ (MLD)	40,48,59,118

陰茎・睾丸がん	92
陰部に浮腫がある場合	51
陰部のリンパ浮腫	90,92
運動療法	45,48,81,101
腋窩のマッサージ	64,66
腋窩リンパ節郭清	9
エコー画像	22
エステ	60
エスベリベン（メリロートエキス）	122
エラストムル包帯	80,119
炎症	52,53,54,55,56
炎症の徴候	56,105
炎症反応	19
オイルマッサージ	60,61
悪寒	55
重い荷物	103
重さ	17
温熱療法	52

か 行

ガーゼ包帯	80
外見の変化	86
外傷性浮腫	39
カイロ	105
顔の MLD	94
下肢のセルフマッサージ	108
下肢の弾性着衣	76
下肢の弾性包帯法	72
下肢のリンパドレナージ	66
下肢へのほぐし手技	62
過剰な水分貯留	61
下腿のマッサージ	67
肩回し	64,66,106,108,118
カット綿	51,91,93
合併症	19
下腹部のマッサージ	67
カミソリの使用	105
感覚障害	68,85
がん細胞の転移経路	3
カンジダ	51
間質液	3
患肢への鍼灸治療	52
患者・家族指導	48
患者さんとの信頼関係	111
患者さんに伝えるべきこと	111
関節機能障害	20
感染症	49,54,55,56
感染症による急性炎症	40,68
がんの進行や再発・転移に伴う浮腫	85

漢方薬	121,122
気配り	52
客観的データによる評価	33
求心性のマッサージ	60
急性炎症	49
急性静脈炎	59
急性皮膚炎	19,20,54
休息時や就寝時	104
胸管	3,4
狭心症	68
強皮症	68
胸部X線撮影	14
局所性浮腫	7
局所的な禁忌	40,59
禁忌	39,40,45,59,60,68
筋ポンプ作用	39,81
苦痛症状の緩和	28
ケアの立案と看護介入	31
ケアを評価する	33
軽減しにくいつらさ	86
軽症の時期	41
計測	13,33
計測点の例	33
計測方法	33
頸動脈洞症候群	59
頸部のMLD	59
繋留フィラメント	3
血圧測定	52,123
血液・尿検査	14
原則的な禁忌	59,68
原発性リンパ浮腫	39,60
抗がん薬	119
高血圧	68
甲状腺機能亢進症	59
広範囲の炎症	54
広汎子宮全摘術	88
国際リンパ学会	8,39
牛車腎気丸	122
骨盤内静脈血栓症の既往	60
骨盤リンパ節郭清	10
五苓散	122

さ行

採血	52,123
柴苓湯	122
サウナ浴	104
ささくれ	104
佐藤式冷却法	53
サニーナ®	56
サポートグループ	111
自壊創	56,57
自覚症状	17,34
色素沈着	20

子宮頸部がん	88
子宮体がん	88
視診	12
下着	103
膝窩リンパ節	66
湿布剤	52,105
しびれ	17
脂肪性特発性浮腫	39
脂肪組織の増加	8,61
写真撮影	33
周期性突発性浮腫	39
集合リンパ管	4
重症感染症	110
終末期の患者さん	27,28,62,85,87,89〜93,118,119,123
終末期の患者さんの圧迫療法	80
手関節のマッサージ	65
主観的データによる評価	34
手指のマッサージ	65
手掌と手背のマッサージ	65
シュテンマーサイン(stemmer's sign)	13
シュラホーバンデージ	80
循環障害	69
循環不全	85
上肢のセルフマッサージ	106
上肢の弾性包帯法	70
上肢の弾性着衣	75
上肢のリンパドレナージ	64
上肢へのほぐし手技	62
症状緩和	80,119
静水圧	7
静脈性リンパ浮腫	29,39
静脈弁機能不全	96
静脈瘤	96
上腕のマッサージ	64
触診	12,13
女性の陰部のリンパ浮腫	90
除毛	19,105
真菌感染症	49,51,54,55,60,90,92
神経症状	86
心疾患や高血圧症の既往	74
心性浮腫	40,59,68
心臓疾患を併発している場合	40
診療情報提供書	124,125
心電図	14
浸軟予防	57
深部静脈血栓症(DVT)	19,59,88,96
心不全	59,68
深部リンパ管	4,5
水腎症	88
水分が多く、浮腫を改善しやすい時期	41
水分の貯留	120
スキンケア	44,45,48,49,70,72,101,117

スキンシップ	112
スキンチェック	49,101
スキンチェックのポイント	49
スキントラブル	50,52
ズデック症候群	39,68
すでに浮腫がある患者さん	102
清潔	50
正座	104
脆弱な皮膚の状態	55
精神的苦痛の緩和	39
精油	122
セルフケア	28,46,101,110
セルフケアの支援	46
セルフケアへの意欲	28
セルフマッサージ	48
前胸部のマッサージ	64
前集合リンパ管	5
洗浄	56
全身性浮腫	7,27,29,45,117,119
全身性浮腫との識別のポイント	13
センチネルリンパ節生検	10
せん妄	27,88
前立腺がん	92
前腕のマッサージ	65
相対的な禁忌	40,68,80
爪白癬	49,55
象皮症	18,43,44
足関節のマッサージ	67
足趾のマッサージ	67
足背と足底のマッサージ	67
続発性リンパ浮腫	9,17,39,60,110
側副静脈の出現	85
側副リンパ路	5
側方郭清	12
鼠径部のマッサージ	64
鼠径リンパ節郭清	11

た 行

体幹部の浮腫	29
体重	103
体側面のマッサージ	64,66
大腿のマッサージ	66
大動脈瘤の既往	60
タッチング	122
多毛	18
だるさ	17
段階的圧こう配	45,46
弾性ストッキング	45,46,76,77,78
弾性ストッキング選択の目安	79
弾性ストッキングの着用方法	77
弾性スリーブ	45,46,74,75
弾性スリーブの着用方法	75
弾性着衣	24,40,46,68,69,74,79,80,81,117
弾性着衣のお手入れのポイント	79
男性の陰部のリンパ浮腫	92
弾性包帯	24,40,46,68,69,120,121
弾性包帯法	70,72
弾性マスク	46
丹毒	19
チューブ包帯	80,121
超音波断層法	14
超音波ドプラ検査	14
腸閉塞の既往	60
疲れやすさ	17
筒状包帯	70,72
低エコー領域（EFS）	14,23,24
低蛋白血症	85
剃毛	105
適切な排液方向	61
てんかんの既往	60
電気あんか	55,105
電気治療	52
電気毛布	55,105
点滴	52,123
頭頸部がんのリンパ浮腫	94
頭部の MLD	95

な 行

内臓疾患に起因する全身性浮腫	29
日常生活上の注意点	102,103
日本医療リンパドレナージ協会	34,124
入院中や退院後に看護師が行うこと	101
乳がん手術における一般的なリンパ節郭清の範囲	9
乳がんによるリンパ浮腫	86
ネガティブな感情	110,112
熱感	19,49,52,53

は 行

敗血症	27,54,56,110
廃用性浮腫	39,96
白癬	51
パッティング包帯	70,120
パリアティブケア	28,85
皮下組織の肥厚・線維化	18
飛行機での移動	104
膝と膝窩リンパ節のマッサージ	66
肘のマッサージ	65
泌尿生殖器がん	110
皮膚潰瘍	20
皮膚の乾燥	18
皮膚の硬化	8,18
皮膚の色調変化	19
皮膚の線維化	41
皮膚の張り	18
皮膚の保護	56
皮膚肥厚	61

日焼け	104
表在リンパ管	4
美容用のリンパドレナージ	60
フィラリア感染症	39
フェルディ式複合的理学療法	34
複合的理学療法	39,44,49
腹式呼吸	64,66,106,108,118
腹部深部のMLD	59
浮腫の原因	29
浮腫の診断	7
浮腫の分類	8,29
浮腫を見分けるためのフローチャート	30
婦人科がんによるリンパ浮腫	88
不整脈	68
不適切な弾性着衣	74
プロペト®	56,57
片側性浮腫	17
蜂窩織炎	19,54,55,117
蜂窩織炎のケアのポイント	55
放射線性腸炎	60
放射線性膀胱炎	60
放射線療法後の皮膚線維症	9
傍大動脈リンパ節郭清	10
ほぐし手技	62,87,118
保護	51
ホジキン病	9
保湿	50
保湿剤	50,51,57,117
保湿剤の選び方	50
発疹	49,52
発赤	19,49,52
ボディイメージの変化	27,110,111

ま行

巻き爪	104
まだ浮腫が発症していない患者さん	102
マッサージ器	52,118,119
末梢の閉塞性動脈硬化症	68
慢性関節リウマチ	68
慢性静脈不全（CVI）	29,30,39,96,117
水仕事	104
水虫	49,51,54
むくみ	7,17
虫さされ	104
毛細リンパ管	3,4,5,6
モーズ軟膏	58
問診	12

や行

夜間の圧迫療法	120
薬物療法	27,121
油性清浄剤	56
湯たんぽ	55,105
指包帯	70,72,119
洋式トイレ	104
腰殿部のマッサージ	67

ら・わ行

卵巣がん	9,88
リウマチ様疾患	39
利尿剤	121,122
良肢位	119
リンパうっ滞性線維症	45
リンパ液	3
リンパ管	3
リンパ管炎	19
リンパ管系	3,7
リンパ管蛍光造影法	12,13,16
リンパ管形成不全	39
リンパ管肉腫	21
リンパ管の経路	5
リンパ小胞	20,55,60,90,92
リンパシンチグラフィ	12,13,16
リンパ節	5
リンパ節郭清の範囲とリンパ浮腫発症の頻度	11
リンパドレナージ	39
リンパドレナージセラピスト	124
リンパのう胞	21,88
リンパ浮腫外来	27,60
リンパ浮腫ケア用品	80
リンパ浮腫指導管理料	24,130
リンパ浮腫の身体的問題	110
リンパ浮腫の診断	12
リンパ浮腫のつらさ	110
リンパ浮腫の定義	8
リンパ浮腫の発症機序	8
リンパ浮腫の病期分類	22
リンパ浮腫の複合的治療	24,34
リンパ浮腫複合的治療料	24,132,133
リンパ浮腫療法士	124
リンパ浮腫療法士認定機構	34
リンパ本管	4,5
リンパ漏	20,49,55,60,85,90,92,118
冷却	53
冷湿布	54
レディグリップ	80,121
ロールスポンジ	70,71,72,73
和式トイレ	104

新装版　はじめの一歩！ナースができる

ベッドサイドのリンパ浮腫ケア

2008年4月25日　第1版第1刷発行	＜検印省略＞
2012年7月10日　第1版第4刷発行	
2016年5月1日　新装版第1刷発行	

編　集　**近藤敬子／山本香奈恵／松尾里香**
　　　　佐藤佳代子

発　行　株式会社 日本看護協会出版会
　　　　〒150-0001　東京都渋谷区神宮前5-8-2　日本看護協会ビル4階
　　　　〈注文・問合せ／書店窓口〉TEL/0436-23-3271　FAX/0436-23-3272
　　　　〈編集〉TEL/03-5319-7171
　　　　http://www.jnapc.co.jp

DTP・印刷　（株）トライ

イラスト　よしとみあさみ

●本書の一部または全部を許可なく複写・複製することは著作権・出版権の侵害になりますのでご注意ください。
©2016　Printed in Japan　　　　ISBN 978-4-8180-1938-6

ナースができる ベッドサイドのリンパ浮腫ケア

本特別付録DVDは、本書でご紹介している「上肢・下肢のMLD」(P.64〜67)、「上肢・下肢の弾性包帯法」(P.70〜73)の、看護師による実演映像です。本書の内容とあわせて、正しい手順と方法で行いましょう。

収録内容
（再生時間：約30分）

① リンパドレナージの前に
② 上肢のリンパドレナージ
③ 下肢のリンパドレナージ
④ 上肢の弾性包帯法
⑤ 下肢の弾性包帯法

　本DVDの視聴には、DVDビデオ対応のプレーヤーまたはDVDドライブ搭載のパーソナルコンピューターをご利用ください。視聴におきましては、DVDプレーヤーやテレビモニター、パソコンの機種によってはごくまれに互換性の問題等により正常に再生されない場合がございます。また、テレビモニターの画面サイズや形状によっては、映像の端がモニター画面からはみ出してしまうケースがございます。あらかじめご了承ください。

　当社では、動作保証および本DVDを使用したことによる事故やトラブルの一切の責任を負いません。あらかじめご了承の上、ご使用ください。本DVDは製造上の不良を除き、返品、交換、返金には応じません。

＊このディスクに収められているデータの一部または全部を、著作権者の許可なく第三者にコピー、配布、上映、譲渡、販売、貸与等することは法律で禁じられています。

【館外貸出不可】
本書に付属のDVDは、図書館およびそれに準ずる施設において、館外貸し出しを行うことはできません。

［お問い合わせ］
株式会社　日本看護協会出版会　Tel：03-5319-7171　Fax：03-5319-7172